當身體說不的時候

過度壓抑情緒、長期承受壓力，身體會代替你反抗

When the Body Says No
Understanding the Stress-Disease Connection

嘉柏・麥特（Gabor Maté）——著
李佳緣、林怡婷——譯

作者的話

一直以來，人類憑本能知道身心是無法分割。但現代化帶來身心二分的思維，使得我們對於身心是一體的認知，與理智所視為的真理，這兩者產生分歧。很可惜，現在往往是後者這種觀點勝出。

因此，我很高興、也很榮幸，能將呼應古老智慧的現代科學發現，呈現在讀者面前，這是我寫這本書最主要的目的。另一個用意是希望讀者能引以為鑑，覺察我們在這個充滿壓力的社會，以太多不自覺的方式，促成了折磨自己的疾病。

這本書不是什麼教戰守則，我比較希望它能作為讀者轉變的契機。因為守則是來自外界，轉變來自內心。簡單的教戰守則已經很多了，類別涵蓋身、心、靈，每年都有新書出版，我無意再增添一本。守則是先假定有什麼地方需要矯正，轉變則是為了真正痊癒，讓整體趨於完整。建言、守則可能有用，但洞悉自我還有身心的運行會更有價值。

在追尋真理的過程中產生的領悟，能啟動轉變。對於想尋求療癒的讀者，可以從第一頁第一個案例開始。誠如偉大的生理學家華特．卡農（Walter Cannon）所說，**身體有它的智慧**。期望這本書可以幫助讀者和我們皆有的內在智慧連上線。

書中的案例有些取自名人傳記、自傳，其他絕大部分來自我看診的經驗，或是經受訪者同意，讓我引述他們的醫療與個人經歷。為保護當事人隱私，名字和一些情況已做過更動。

為避免本書令一般讀者望而生畏，僅有部分添加注解。

讀者意見歡迎來信至 gmate@telus.net。

目錄

第一章　百慕達三角

瑪莉年紀四十出頭，身材嬌小、溫文有禮，我為她看診了八年，還有她先生和三個小孩。她很愛笑，害羞的笑容給人謙和的感覺，每次她還很年輕的臉龐流露喜悅，總讓人很難不親切回應。我現在想到她，心裡都還覺得溫暖，但也很難過。

我本來和瑪莉聊得不多，直到有天她開始出現得病的跡象，這個疾病最終奪走了她的性命。起初只是一個看似無害的小問題：她的指尖遭縫衣針刺傷，過了幾個月都沒法癒合。這個問題肇因於雷諾氏現象，由於手指的小動脈緊縮，造成組織缺氧，嚴重可能導致壞疽，瑪莉遇到的就是最糟的這種情況。她經過幾次手術和住院治療，手指還是會抽痛，不到一年便央求要截肢。等真的截肢是病情已經一發不可收拾的時候，強力麻醉藥都幫不了疼痛不已的她。

雷諾氏現象可能是單獨出現，也可能伴隨其他疾病發生。吸菸者罹患風險較高，瑪莉從青少年時期就是重度吸菸者，我希望她戒菸後，手指的血流就能恢復正常。她失敗多次後，終於成功戒菸，但不幸的是，後來證實她罹患的是更嚴重的疾病，雷諾氏現象只是前兆。瑪莉被診斷出硬皮症，是一種自體免疫疾病，其他自體免疫疾病包括類風濕性關節炎、潰瘍性結腸炎、全身性紅斑性狼瘡，還有許多疾病有時可看出是因自體免疫引起的，像是糖尿病、多發性硬化症，連阿茲海默症也有可能。自體免疫疾病的共通點是免疫系統攻擊自己的身體，損害關節、結締組織或各種器官，例如：眼睛、神經、皮膚、腸道、肝、腦。以硬皮症來說，免疫系統會發動自殺式攻擊，導致皮膚、食道、心臟、肺部組織和其他組織發生硬化。

為什麼身體會發生內戰？

醫學教科書是單單從生物學的觀點解釋。在一些個案中曾提到毒素是誘因，不過大多數情況都視遺傳體質為主因。醫療上也反映了這種侷限於生理的思維，無論是瑪莉的專科醫師還是我這個家庭醫師都沒想過，她的哪些個人經歷可能致病。我們不知道她病發前的心理狀況，忽視心理對病情的影響，僅在生理上表現出病徵時一一進行治療：發炎疼痛就用藥物治療，要移除壞疽組織、要改善血流就動手術，要恢復活動力就做物理治療。

有天我內心突然出現一個想法，覺得瑪莉需要有人傾聽，於是我跟她約診，一小時左右，讓她有機會談談自己跟她的生活。她開始訴說後，意外揭露了不為人知的故事。其實在瑪莉溫順羞怯的外表下積壓了大量的情緒。她小時候曾遭受家暴、被遺棄，輾轉於寄養家庭間。回想起七歲時蜷縮在閣樓，把妹妹們抱在懷裡，聽酒醉的養父母在下面爭執咆哮，她說：「我隨時都很害怕，但我得保護妹妹，我才七歲，沒有人保護我。」她從未向人提起這些創傷，就連結婚二十年的丈夫也不知情。她學會隱藏所有情緒，即便是對自己也是一樣，因為童年時表達自己的情緒和意見、展現脆弱，會置她於危險之中。只有不顧自己的感受，為他人考慮，她才有安全感。她從小被迫擔任照顧者的角色，忘了自己也應受到照顧和傾聽，也值得獲得關愛。

瑪莉說她無法拒絕別人，覺得自己有義務滿足別人的需求。就算病情已經惡化，她還是以先生和快成年的小孩為主要考量。得到硬皮症會不會是她的身體終於發出抗議，抗議她把所有責任扛在自己肩上？

或許她的身體只是在做她心智所做不到的事：擺脫從小被強加於身上、現在變成自己強加給自己的期望，也就是不要總是把別人放在第一位。我之前為《環球郵報》寫的第一篇醫學專欄談過瑪莉的案例，當時我就說：「如果我們一直沒有辦法學會拒絕，最後身體可能會代替我們反抗。」我也引用醫學文獻探討壓力對免疫系統的負面影響。

處理情緒的方式可能導致硬皮症或其他慢性病，這種說法讓一些醫師很不滿。加拿大一間大醫院的風濕科醫師就寫信給《環球郵報》的編輯，大力抨擊該報刊登我的文章，批評我缺乏經驗，也沒有做過研究。

專科醫師對身心連結嗤之以鼻並不足為奇。因為我們對健康的二元論看法（將整體一分為二），影響了所有我們對於健康與疾病的看法。我們試圖將身體脫離心理來加以理解。我們對人的描述，不管健康與否，好像成長、生活、工作、玩樂、戀愛、死亡的環境，和身體運作是可以切割的。

醫學不像其他領域都應用了愛因斯坦的相對論：觀察結果視觀察者的位置而定。匈牙利裔的加拿大學者漢斯・塞利（Hans Selye）是研究壓力的先驅，誠如他所言，科學家在尚未驗證前做的推測，會影響與限制他們的發現。他在《生活的壓力》（The Stress of Life）一書中寫道：「大多數人都不是很明白，一項科學研究的初衷和最後得出的結論，受研究者個人觀點的影響程度為何。在如此依賴科學和科學家的年代，這是特別值得關注的重點❶。」

越專精於自己領域的醫師，對某個身體部位或器官知道的越多，也越不會去了解該身體部位或器官的主人。我在這本書中訪談的患者幾乎都表示，他們的專科醫師和家庭醫師並未曾與自己一起探究個人生活的部分。

本書從壓力對健康的影響著手，尤其是潛藏的壓力，這些壓力來自從小形塑的模式，由於已根深蒂固，感覺就像自己的一部份。不過對我來說，本書最核心的是我能夠與各位分享的這些患者生命歷程。

並非所有我們需要的資訊，都能透過實驗或統計分析加以驗證。我們能藉由雙盲測試和最精確的技術做實驗，但疾病不是每個層面都能簡化成實驗數據加以證明。伊萬．伊利奇（Ivan Illich）在《醫學的限制》（Limits to Medicine）中寫道：「用醫學去認識療癒、苦痛、死亡的意義，好比用化學分析去認識陶器的藝術價值。」

加拿大的威廉．奧斯勒（William Osler）可說是史上最偉大的醫師，一八九二年他就懷疑與硬皮症相似的類風濕性關節炎與壓力有關。從他發表相關論述至今，一百多年來不乏支持他的科學證據，對此醫界並未正視。我們在生病痛苦時仰賴現代科學，使科學地位提升的同時，卻太急於捨棄前人的智慧。

美國心理學家羅斯．巴克（Ross Buck）表示，在現代的醫療技術與藥理學出現之前，醫師都必須靠安慰劑效應，鼓勵病人相信身體自癒的能力。為了做到這點，醫師必須傾聽病人，和病人建立關係，並且相信自己的直覺。現在的醫師好像很難做到這些，因為我們幾乎全都仰賴儀器和「客觀、科學」的診斷、治療。

所以會有風濕科醫師寫信斥責我也不是什麼奇怪的事。我比較驚訝的是幾天後有另一封寄給編輯的信，而且不是反對的聲音。寄件人是加拿大卡加利大學的臨床醫學教授諾爾．赫許菲德（Noel B. Hershfield），他說：「心理神經免疫學這個新領域如今已發展成熟，不同領域的科學家都貢獻了強而有力的證據，證明大腦和免疫系統有緊密關聯。……一個人情緒的組成和面對長期壓力的反應，的確可能是許多疾病的誘因。我們治療許多疾病，卻仍不清楚它們的成因，諸如硬皮症、大多數的風濕病、發炎性腸道疾病、糖尿病、多發性硬化症，以及其他眾多疾病。」

這封信讓我意外得知有個別的醫學領域。什麼是「心理神經免疫學」？就我的了解，它是研究身心互動的科學，研究在人類的成長與一生的健康與疾病中，情緒和生理學如何融為一體。這個詞看起來複雜，但它只是在說，這個領域研究的是心理（心智和情緒）如何與神經系統有深入的交互作用，這個兩者又是如何與我們的免疫防禦系統連結。有的人稱它為「心理神經免疫內分泌學」，以顯示分泌荷爾蒙的內分泌腺也與身體出現的反應有關。關於這些系統之間如何運作的新研究已經進行到細胞的層面。

幾百年來許多醫師已發覺，情緒深深關係到疾病的發生或康復。他們做研究、著書、挑戰當時的醫學觀念，不過一九八五年發表在權威期刊《新英格蘭醫學期刊》的社論，卻信誓旦旦告訴大家：「生病直接反映心理狀態的說法，基本上只是傳言❷。」

到醫學圖書館或上網稍微瀏覽，就足以發現探討這門學問的研究論文、期刊文章、教科書都有增加的趨勢。相關資訊也經由書籍與雜誌漸漸散播。一般民眾在很多方面走得比專業醫師前面，而且不受制於正統醫學的觀念，比較容易接受不能簡單地把身心分開來看，還有，人體是奧妙的有機體，不是只把各個部位組在一起。

免疫系統和我們的日常經驗並非毫不相干。舉例來說，有研究顯示，年輕健康的醫學院學生正常會有的免疫防禦機制，在期末考的壓力下會受到抑制。對他們未來的健康更重要的是，越孤單的學生，免疫系統受到的負面影響越大。精神病住院患者的免疫力下降也與寂寞有關。慢性壓力對身體的長期影響應該要被好好評估。考試壓力是短期且易察覺的，但有很多人是不知不覺在壓力中度過一生，就好像有人用強勢、批判的目光在審視著，而我們不惜一切代價也要取悅那位審視者。我們很多人如果不是獨自生活，也是處在情感匱乏的關係中，內心深處的需求沒有被察覺或尊重。孤獨和壓力影響很多人，但這些人可能還以為自己過著相當令人滿意的生活。

壓力是怎麼轉化成疾病的？壓力是情緒受到強烈刺激時，一連串複雜的生理和生化反應。生理學上，情緒本身是神經系統的電子、化學物質、荷爾蒙的釋放／分泌。主要器官的運作、免疫系統的健全、循環系統的活動，都會和情緒相互影響。如果情緒被壓抑，像是瑪莉小時候為尋求安全感所必須做的那樣，會讓身體對抗疾病的防禦瓦解。壓抑是將情緒從意識抽離，打入無意識的範疇，會擾亂生理防禦功能，以致有些人的防禦系統出錯，健康的守護者反倒變成破壞者。

我在溫哥華醫院的緩和療護科當過七年醫師，看到許多慢性病患者都有和瑪莉類似的情緒經驗。來接受緩和療護的癌症或神經退行性疾病的患者，例如漸凍症，明顯也是用類似瑪莉的反應機制和方式在處理情緒。在我自己的家醫診所，我也觀察到某些患者身上有一樣的情況，這些患者求診的病症有多發性硬化症、潰瘍性大腸炎和克隆氏症等發炎性腸道疾病、慢性疲勞症候群、自體免疫疾病、纖維肌痛症、偏頭痛、皮膚病、子宮內膜異位症等等。幾乎每位我遇到的重大疾病患者，在人生重要的層面上都從來不懂得說不。如果有人表面上看起來個性、境遇和瑪莉大相逕庭，背後也一定有隱忍的情緒。

我照護過一位中年男子是癌末病人，在賣鯊魚軟骨治癌的公司當執行長。他轉來照護科的時候，剛被診斷出癌症已擴散全身。他到去世前幾天都還在吃鯊魚軟骨，並不是因為他堅信鯊魚軟骨的療效。鯊魚軟骨很難聞，就算隔一段距離還是聞得到刺鼻的腥臭味，我光是想像吃起來的味道都覺得可怕。他說：「我討厭吃鯊魚軟骨，但我如果不吃，我的生意夥伴會很失望。」我說服他在生命的最後幾天，他絕對有權利不為別人的失望負責。

人為了適應生活養成的習慣可能致病，強調這點的可能性是非常敏感的。特定行為與疾病之間的關係是眾所周知，好比說吸菸容易導致肺癌。但是就多發性硬化症、乳癌、關節炎而言，比較難證明它們和情緒的關聯。患者除了遭受疾病打擊，還會覺得是自己的問題而自責。有位五十二歲因乳癌接受治療的大學教授，就曾略帶怒氣地對我說：「我得到癌症是因為遺傳，不是因為我做了什麼。」

前述《新英格蘭醫學期刊》的那篇社論曾批判：「將生病和死亡視為個人的失敗，這種對受害者的責難是極為令人遺憾的。病人已經受疾病所苦，不應再承擔這個後果的責任。」

錯怪這個問題很棘手，我們後面再談。我只是要說，責怪誰有缺失這不是重點，講這些只會模糊焦點。我們之後會看到，撇除道德上的疑義，怪罪病患本身在科學上是完全站不住腳。

那篇社論把責怪和責任搞混了。每個人都怕受到責怪，但都希望自己更盡到責任，也就是說，遇到狀況有能力回應，而不是只能下意識反應。我們想做自己人生的主宰，為自己做決定。真正的責任是由意識產生的。西醫有個缺點是把醫師奉為唯一的權威，病人往往只是接受治療的對象，我們被剝奪了真正為自己負責的權利。沒有誰應該因為自己生病、離世而遭受責難。生病這種事隨時都可能發生在任何人身上，但對自己能了解的越多，越不容易變成被動的受害者。

我們不只有在理解疾病的時候要考量到身心關係，想了解健康也是一樣。多倫多大學精神醫學系的羅伯特．麥德（Robert Maunder）教授，曾經寫過身心在疾病中的交互作用，他有次在訪談中對我說：「正視壓力的存在並回答壓力所帶來的問題，會比忽視壓力更能保持健康❸。」任何一丁點資訊、任何事實都可能對身體健康至關重要。如果情緒和生理之間有關聯卻不告訴大家，等於是搶走大家維護健康的有力工具。

身—心的思維即便在西方也不是全新的概念。在柏拉圖的對話錄中，蘇格拉底引述色雷斯地區的醫師對希臘醫師的批評：「希臘的醫師有很多疾病都不知道如何醫治，無非是因為他們忽略了整體。醫師把身心分開來看，是當今人體治療的一大疏失❹。」蘇格拉底也說身心無法分離，而且是在心理神經免疫內分泌學出現的近二千五百年前！

寫這本書不旦讓我確認了我一開始在瑪莉的案例中談論的觀點，也讓我學到很多。這段過程也是一段自我的探索，幫助我探究自己是如何壓抑情緒。而促使我踏上這個旅程的是一間癌症中心的諮商師，當時我是去那裡研究壓抑的情緒在癌症中扮演的角色。很多有惡性腫瘤的人，對於心理或生理上的痛苦，以及憤怒、悲傷、抗拒等讓人不舒服的情緒，似乎都會反射性地否認。諮商師問我：「你本身和這個議題有什麼關聯？是什麼吸引你研究這個主題？」

這個問題讓我想起七年前的一件事。那天下午我到護理之家探望七十六歲的母親。母親患有進行性肌肉萎縮症，是我們家族的遺傳疾病，後來她甚至無法自己坐起來，已經沒辦法再住在家裡。三個兒子都會定期帶家人去看她，直到她在我開始寫這本書的時候去世。

那天我走過護理之家的走廊時腳有點跛，因為早上我的膝蓋才因軟骨撕裂做過手術。之前每次在水泥地上慢跑，身體都藉由疼痛向我傳達訊息，我卻一直無視，結果就變成這樣。當我打開母親房門時，身體就自動切換，若無其事地踏著正常步伐到她床邊打招呼。想要掩蓋跛腳的事實是我不自覺的反應，在我發現之前，就已經做了。我後來才開始納悶，到底是什麼原因引發這個不必要的舉動，畢竟母親她一定會心平氣和地接受，自己五十一歲的兒子在膝蓋手術十二小時後是跛著腳。

所以是怎麼回事？在讓母親知道也無妨的情況下，我還是不假思索想保護母親，不讓她知道我腳痛。這已經是內建的反射動作，無關乎當下有誰需要我這麼做。這個壓抑來自於記憶，這是一種重新制定的反應機制，這個反應機制在我大腦還在發育、根本不可能察覺的時候，就已經銘刻在腦海裡。

我是猶太大屠殺的倖存者，出生後將近一年的時間，布達佩斯都在納粹的佔領下。外公外婆在我五個月大時死於奧斯威辛集中營，阿姨也在被驅逐出境後失聯，父親在勞改營裡被迫為德軍和匈牙利軍服務，我和母親則在猶太人隔離區勉強活了下來。有幾週她不得不和我分開，那是讓我活下去唯一的辦法，否則我一定會餓死或病死。母親每天活在水深火熱中，不難想像以當時她的心理狀態，很少能給我慈愛的笑容和全部的注意力，而嬰兒在成長過程中，需要用這些來銘記安全感和無條件的愛。其實母親說過，很多時候她都深感絕望，只有想到我需要照顧，她才有動力起床。我很小就知道我得努力吸引注意力，盡量不造成母親的負擔，如果有疼痛、不安，最好不要表現出來。

在正常的親子互動中，嬰兒毋需特別付出什麼努力，就會得到照顧。我母親沒辦法像這樣無條件照顧我，而且她不是聖人也不是完人，即便那些恐怖的遭遇沒有發生在我們家，她很可能也做不到給我全然的呵護。

我就是在這樣的背景下成為母親的保護者，最初的情況是不讓她察覺我有疼痛。這個由嬰兒一開始出於防衛發展出來的應對方式，不久深化為固定的性格模式，五十一年後影響還在，讓我在母親面前隱藏身體上再輕微不過的不適。

我沒想過寫這本書會出現這樣的發展。這本來只是知識上的追求，想去探究一個很有意思的論點，希望或許能為人類的健康與疾病提出解釋。雖然已經有前人走過相同的路，但永遠有更多新發現。那位諮商師的提問讓我正視自身壓抑的情緒，我發現把跛腳藏起來只是其中一小部分。

因此，這本書不只描述我從其他人或專業期刊上所學到的，也包含我對自身的觀察。壓抑的機制存在於每個人身上。我們某種程度上都會自我否定、自我欺騙，多數時候就像我「決定」掩飾跛腳時一樣，都是沒有自覺的。說起來健不健康就只是程度的問題，以及是否存在或缺少一些因素，像是遺傳、環境危害這些可能致病因素。所以當我告訴大家壓抑是造成壓力的主因、促成疾病的一大推手，並不是在指著誰的鼻子怪他「讓自己生病」。寫這本書的用意在於增進大家對身體的認識與照顧，而非責備與感到羞愧，這兩件事在我們的社會中都已經超載了。可能我對責備過於敏感，但大多數人都是如此。羞愧則是最強烈的「負面情緒」，我們幾乎不惜一切代價也會避免。可惜這種長期以來對羞愧的恐懼，反而讓我們看不清現實。

瑪莉在許多醫師的全力醫治下，仍然在確診硬皮症八年後，因併發症病逝於溫哥華醫院。臨終前縱使心跳薄弱、呼吸費力，她臉上仍帶著和煦的笑容。每隔一陣子她會請我安排私下探視，即使在醫院的最後幾天也一樣。她只是想聊聊天，大大小小的事都聊，她曾說：「只有你會聽我說。」

我有時會想，當瑪莉小時候受虐、擔心害怕的時候，覺得要為妹妹負起責任的時候，假如有人在她旁邊傾聽她、理解她，不知道她的人生會不會完全不一樣？或許如果有可靠的對象一直在身邊，她就能學會重視自己、表達自己的感受，在有人超越她的身體和心理界限時，明確表達憤怒。若這才是她的命運，她會不會還活著？

第二章　過分乖巧的小女孩

如果說娜塔莉在一九九六年的春天與夏天壓力很大，可能是過於輕描淡寫了。三月，她十六歲的兒子在戒毒中心待了六個月後出院。他前兩年都因毒品和酒精一再被退學。五十三歲的娜塔莉原為護理師，她說：「我們很幸運能讓他去住院治療。他回家沒多久，先是我先生被診斷出罹癌，接著是我。」七月，她的先生比爾因腸道惡性腫瘤接受手術，術後醫師說癌細胞擴散到了肝臟。

娜塔莉不時會出現疲倦、頭暈、耳鳴的症狀，但都短時間內就會消失。她在確診前一年感覺特別疲憊。六月因為暈眩做了電腦斷層掃描，結果呈陰性。兩個月後她頭部的核磁共振卻顯示出多發性硬化症患者會有的異常徵兆，也就是中樞神經發炎，包覆神經細胞的脂性組織「髓鞘」受損、形成疤痕。

多發性硬化症是最常見的脫髓鞘性神經疾病，會損害中樞神經細胞的運作，其症狀依神經發炎和形成疤痕的位置而有所不同，侵犯的部位大多是脊髓、腦幹、視神經（視神經是傳遞視覺訊息至大腦的一束神經纖維）。若病變位於脊髓，會引起四肢與軀幹的麻木、疼痛等不適感，也可能伴隨肌肉僵硬或無力。若髓鞘脫失發生在大腦下方的小腦、腦幹，會導致複視、語言障礙、平衡失調。若患者有視神經炎，會引起短暫失明。患者普遍都有疲倦的症狀，嚴重程度遠超出一般的勞累。

娜塔莉頭暈的症狀持續到了秋天和初冬，當時她先生比爾是在腸道手術後的恢復期，而且做了十二週的化療，她一直在照顧他。過了一陣子，比爾已經能回去上班，做原本從事的房地產仲介。然後他在一九九七年五月進行第二次手術，切除肝臟腫瘤。

娜塔莉說：「比爾的肝臟被切除了75％。切除後，他的門靜脈（將腹部器官的血液輸往肝臟的主要血管）形成血栓，差點因此喪命。後來他頭腦變得很不清楚，而且很好鬥。」比爾在一九九九年去世，去世之前讓娜塔莉受到的煎熬實在是難以承受。

美國科羅拉多州曾有研究人員針對一百位復發緩解型的多發性硬化症患者做研究，這類型患者，時而沒有任何症狀，時而復發，反覆交替，娜塔莉就是這一型的患者。研究發現，承受極端壓力的患者，像是關係出現重大問題，或遭遇財務危機，病情惡化的可能性比其他患者高達近四倍❶。

娜塔莉描述道：「我到一九九六年的聖誕節還是常常暈眩，但在那之後幾乎沒什麼問題，只是走路有點不穩。除了比爾的術後問題——七八月的時候我帶他看了四次急診，其他一切都沒問題。他看起來漸漸好轉，我們都希望不會再有併發症，結果換我病情惡化。」比爾不再出現緊急狀況後，娜塔莉以為自己能夠喘口氣，多發性硬化症卻再次找上門。

「我先生覺得他不想做的事就不需要做，他一直都是這種人。他生病的時候，認定自己因為生病，所以什麼事都不用做。他會坐在沙發上彈指，每次彈都讓人嚇一跳，連孩子們都對他很不耐煩。到了秋天，他病情好轉，終於能讓他跟幾個朋友出門幾天玩，我說：『他需要出門。』」

我問她：「那妳需要什麼？」

「我當時已經受夠了。我說：『帶他出門幾天，去打高爾夫球。』朋友就來把他接走。他才離開兩小時，我就發現自己的病情惡化。」

她從這次經驗學到什麼嗎？娜塔莉遲疑地說：「我需要知道什麼時候該從助人者的

角色脫身。但我就是做不到；如果有人需要幫忙，我就會幫。」

「不管自己發生什麼事嗎？」

「對，都過了五年，我還是學不會放慢步調。我的身體常常在抗議，但我就是停不下來。我一直學不會。」

在娜塔莉的婚姻關係中，身體有很多抗議的理由。比爾喝酒喝得兇，常常做出令她難堪的事。她說：「他只要稍微喝多了，就會變得很糟糕，一直和人爭辯、挑釁別人、亂發脾氣。我們出門去參加聚會的時候，如果有什麼讓他不開心，他會毫無理由當場破口大罵。這時我會馬上轉身離開，然後他就氣我不支持他。我被診斷出多發性硬化症不到四十八小時，我就知道他不會在旁邊照顧我。」

比爾從高爾夫球假期回來後，有幾個月容光煥發。他和另一個女人在一起，對象是他們家的友人。娜塔莉說：「我心想，你看我為你做了多少，我犧牲自己的健康，整個夏天都在你身邊照顧。你性命垂危的時候，我在醫院守了七十二小時，想知道你過不過得了這關。你出院後我也照顧你，結果這就是你給我的回報，我受到很大的打擊。」

心理壓力會增加多發性硬化症的風險，這之前就已經有人提出了。法國神經學家讓-馬丁・沙可（Jean-Martin Charcot）是第一個對多發性硬化症進行完整臨床描述的人。一八六八年他在演講中談到，患者症狀發作和「長時間感到悲傷或焦慮」有關。五年後，英國一位醫師描述的案例也與壓力有關：「從病因學來看，有必要提到這位悲慘的患者告訴護士的秘密，她說她會生病是因為丈夫被她捉姦在床❷。」

我在寫這本書時，訪問了九位多發性硬化症患者，其中八位是女性（此病的患者中，女性占六成）。在娜塔莉的故事中所顯現的情緒模式，在這九位患者身上都能明顯看到，差別只在有沒有那麼戲劇化而已。

我的訪問結果與其他公開發表的研究相符。一九七〇年有篇研究文章提到：「許多多發性硬化症的研究者表示，他們覺得此一疾病的病因可能牽涉到情緒壓力❸。」長期以來都有醫學研究者，將以下情形列為助長此疾病形成的可能因素：與父母親其中一方的情感連結過度緊密、心理上缺乏獨立性、情感與對愛的需求極度強烈、無法感受或表達憤怒。一九五八年在一項多發性硬化症的研究中，將近九成的案例都顯示：「發病之前……患者曾經歷過人生痛苦的事件帶來創痛，危害到他們身體的『保全系統』❹。」

一九六九年，有項研究是從以色列和美國的三十二位患者身上，檢視心理歷程在多發性硬化症中扮演的角色。85%的患者都是在經歷壓力大到不行的事件後不久，開始出現症狀，接著就被診斷出多發性硬化症。他們的壓力源性質差異很大，有人是所愛的人生病或離世，有人突然失去生計來源，或者，有人家庭遭逢重大變故，重新適應生活超出自己能力的範圍。長期的婚姻衝突也是一種壓力來源，工作責任變重則是另一種壓力來源。研究者寫道：「這些的共通點是，患者逐漸認知到自己無法解決眼前的困境，從而覺得自己很失敗、無能[5]。」這些壓力沒有文化差異。

另一項研究將多發性硬化症患者，與不是患者的「對照組」進行比較。患者那一組曾遭遇重大危機的比例是對照組的十倍，婚姻衝突是五倍[6]。

我訪問的那八位女性患者，只有一位還維持著第一段的長期關係，其他人都已經分手或離婚。有四位在發病之前曾遭到身體或精神上的虐待，其他幾位則缺乏伴侶的情感支持。

露薏絲是一位記者，她在二十四歲時被診斷出多發性硬化症。她先是出現短暫的複視，幾個月後腿部出現麻刺感。發病前兩年，她都和長她九歲的男性藝術家住在北極圈內一個原住民的小部落。現在的她形容那位藝術家心理狀況不穩定，對方後來因躁鬱症住院治療。她回憶道：「我把他偶像化了，他很有才華，我覺得自己什麼都不懂。我可能也有點怕他。」

露薏絲發現在北極生活異常辛苦。「我本來是被保護得好好的西岸女生，住到北極圈內就好像搬去西非的廷巴克圖。離開幾年後我看了心理醫師，他說：『妳能活著出來已經很幸運了。』那裡滿是酒、死亡、殺戮、孤獨，沒有出路。我其實很怕我的交往對象，怕他嫌我不好或生氣。一段夏日戀情本來應該只維持幾個月，結果卻持續了好幾年。我盡力在撐，最後是他把我趕走。」

那裡的生活條件很差。「廁所是在屋外，零下四、五十度的時候，真的很難受。他最後妥協，買了一個尿桶，讓我在夜裡解尿，因為女性比男性更常排尿，對吧？」

我詢問：「那是妥協？」

「對，沒錯。我們得把尿桶搬出去倒，但他不想做。有一晚他把尿桶扔到雪地裡，叫我去用屋外的廁所。我還得搬水，因為我們沒有自來水。我沒得選，如果要跟他在一起，就得忍受這些。」

「我記得我說最想要從他那裡得到的是尊重。不知道為什麼我就是覺得很重要，重要到我願意為此忍受很多事。」

露薏絲說她在早年的生活中就已經極度需要別人認可，尤其是在母女關係中。「我把母親的角色移植到他身上，母親一直在掌控我的人生……告訴我要穿什麼、怎樣佈置房間，從一開始就告訴我該怎麼做。我是過分乖巧的小女孩，也就是說，為了得到別人的贊同，我得克制自己的慾望或需求。我總是在迎合父母對我的期望。」

芭芭拉是心理治療師，名聲很好，為很多慢性病患者做治療。她本身也是多發性硬化症患者。對於她神經上面那些發炎受損的斑塊，可能與她的童年經歷造成的壓抑有關，她堅決反對。

芭芭拉是在十八年前發病。當年她邀請一位男性到她家住兩個禮拜，不久後就爆發第一次病症。這位男性是她在矯正機關輔導的反社會人格者，她說：「他做過很多治療，會邀請他是想給他機會重新開始。」結果這人把她家搞得烏煙瘴氣，也擾亂了她的婚姻。我問她難道不覺得邀請一個很有問題的人到她家，顯示自己有嚴重的界限問題？

「對，也不對。我本來覺得沒什麼，因為就兩個禮拜。但很明顯，我不會再幹這種事。我現在界限很清楚，我有位個案還叫我界限女王，她也是治療師，所以我們是拿這在開玩笑。只可惜我得經歷這些才學會。我有時候會覺得，多發性硬化症是在懲罰我太愚蠢。」

芭芭拉提到疾病是種懲罰，帶出一個很重要的問題，因為慢性病患者常遭受譴責或譴責自己，認定生病一定是自找的。如果我的壓抑／壓力論點確實暗指疾病是懲罰，我會贊同芭芭拉拒絕接受這個觀點。但是尋求科學解釋不能摻雜道德教誨與批判。邀請可能對自己有害的人到家裡來住是很不明智的決定，說這個決定是壓力的來源且促使她發病，僅僅是在指出壓力與疾病的關係。這裡是要討論壓力可能帶來的後果，但這個後果不是指懲罰，而是生理上的事實。

芭芭拉堅稱自己和父母一直很相親相愛。「我和母親很要好，我們一直都很親密。」

我說：「我們是在幼年時期學習建立界限，妳怎麼到後來這麼辛苦才學會？」

「我知道要有界限，但我母親不知道。我們大多都是因為這樣起爭執，她分不清界限哪邊是她、哪邊是我。」

芭芭拉的引狼入室在研究上會被定義為主要壓力源，但在那之前還有界限不明帶來的慢性壓力，卻不是那麼容易辨識得出來。童年心理界限模糊，成年後會成為生理壓力的主要來源。這些個人界限不清的人因為與壓力共存，內分泌和免疫系統不斷承受負面影響；他們在日常生活中的界限一直遭人侵犯，可是，他們卻學會將此一現實排除在意識之外。

備受推崇的內科學教科書提到：「多發性硬化症的病因仍然不明❼。」雖然病毒感染可能是病因之一，不過大多數研究都駁斥這點。基因或許有影響，因為的確有些人種似乎與此病絕緣，例如北美的因紐特人、非洲南部的班圖人。不過我們無法以基因解釋哪些人會得此病，以及為什麼。美國加州大學洛杉磯分校多發性硬化症醫療中心前主任、神經學家路易．羅斯納（Louis J. Rosner）寫道：「有可能因為遺傳基因增加多發性硬化症的風險，但這種病不會遺傳。就算身上有所有該病的基因，也不一定會得病。因此專家認為該疾病必定是由環境因子引發❽。」

更弔詭的是，有些人在核磁共振檢查或解剖時發現中樞神經系統有脫髓鞘的跡象，卻從未出現多發性硬化症的外顯病徵。為什麼在神經病理學上同樣擁有這些症狀，有的人卻能逃過一劫，其他人只能任由疾病發展？

羅斯納醫師提到的「環境因子」可能是在暗指什麼？

羅斯納醫師撰文介紹多發性硬化症，雖然立意良善，但在導致發病的原因，排除了針對情緒壓力的探究。他總結道，自體免疫是最有可能的答案。他解釋說：「一個人會對自己的身體組織過敏，產生抗體，攻擊健康的細胞。」但他忽略了有大量的醫學文獻，將自體免疫與壓力和性格放在一起探討，如此重要的關聯在本書之後的章節裡會有更完整的討論。

一九九四年，芝加哥大學附設醫院神經科做了一項研究，探討神經系統和免疫系統的交互作用，以及這兩者對多發性硬化症的潛在影響。[9]實驗使用大鼠，顯示戰或逃反應受阻礙時，人為引發的自體免疫疾病會惡化。而原本在不受干擾的情況下，動物正常的壓力反應會保護自身。

在討論壓力相關文獻中所描述的多發性硬化症患者，或是我訪問的對象，處境都類似上述芝加哥大學醫院研究中可憐的實驗動物：童年經歷的制約，讓他們受到了可怕和長期的壓力，削弱了他們啟動戰或逃反應的重要能力。真正的問題不在外來壓力，像是那些研究中引述的壓力事件，而是受環境制約的無助感，讓人無法有戰或逃的正常反應。由此引發的內在壓力遭到壓抑，從而消失了。到最後，自己的需求不被滿足或是必須滿足別人的需求，已經讓人感覺不到壓力，反而覺得很正常。此時防禦力已告喪失。

薇若妮卡三十三歲，三年前被診斷出多發性硬化症。她說：「我有次嚴重發病，但我不知道自己怎麼了。我的腳很痛，麻木和刺痛感一直往上延伸快到胸口，再往下延伸，反覆來回三天。我還覺得很酷，因為戳自己完全沒有感覺！我完全沒有跟別人說。」最後是她朋友說服她去看醫生。

「妳從腳到胸口都覺得麻木、疼痛，但妳都沒有跟別人說？為什麼？」

「我覺得沒什麼好說的，而且如果跟爸媽說，他們會擔心。」

「但如果是別人從腳到胸部都感覺麻木、疼痛，妳會覺得不重要嗎？」

「不會，我會催他去看醫生。」

「為什麼妳對自己比對別人差？有想到什麼原因嗎？」

「沒有。」

我問薇若妮卡在發病前是否承受了什麼壓力，她給了我一個值得省思的回應。她說：「不盡然是壞事。」

「我是被領養的，養母一直要我去查親生父母是誰，她催了我十五年，我才終於去查。我本來不想，但照著她的要求去做總是比跟她爭吵來得輕鬆，總是這樣。」

「我找到他們，見到他們的第一印象是，噁，我不可能跟你們有血緣關係。知道自己的家族史讓我很有壓力，我不想知道自己可能是亂倫強暴生下來的小孩。看上去是這樣，沒有人告訴我到底發生什麼事，我的生母什麼都沒說。」

「加上當時我被裁員了，等著領失業救濟金。這之前幾個月，我把男友趕走，因為他是酒鬼，我再也受不了了，理智不是用在這種地方。」

這些壓力就是這名年輕女子口中的不盡然是壞事：養母不管她是否願意，不斷施予壓力，要她去和不健全的原生家庭重聚；發現自己的生母會懷孕也許是遭到亂倫強暴（加害者是堂兄，她的生母當時十六歲）；財務上捉襟見肘；與酒鬼男友分手。

薇若妮卡對養父的態度是正面的，她說：「他是我的英雄，永遠支持我。」

「所以妳母親給妳壓力的時候，妳為什麼不去找他幫忙？」

「我沒有跟他獨處的機會，要找到他得透過母親。」

「那妳父親對這整件事有什麼反應？」

「他就在旁邊袖手旁觀，但我看得出他不是很高興。」

「和爸爸很親是好事，但妳可能要找一個更有主見的人來當妳的英雄。而且要痊癒的話，最好能做自己的英雄。」

一九八七年，英國的天才大提琴家賈桂琳．杜普蕾死於多發性硬化症衍生的併發症，享年四十二歲。她的姐姐希拉蕊後來懷疑，有沒有可能是壓力導致妹妹生病，神經科醫生都向她確認與壓力無關。

正統醫學的觀點後來也沒什麼改變。多倫多大學多發性硬化症醫療中心提供的手冊告知患者：「多發性硬化症雖非由壓力造成，仍強烈建議患者遠離壓力。」壓力當然不會「造成」多發性硬化症。發病無疑有許多因素相互影響。但壓力與此並沒有關聯嗎？

我們所檢視的相關研究以及患者的人生經歷，都可見與壓力有關聯。賈桂琳．杜普蕾即是一例，她一生的經歷說明了，因壓抑情緒而生的壓力會導致什麼樣的悲劇。

杜普蕾的聽眾常在演奏會中潸然淚下。有人評論她的演奏「令人屏息、讓所有人如癡如醉」。她熱情的演出有時極為激昂，衝擊觀眾的情緒，在舞台上的呈現完全不受拘束，和私下個性不同：她在台上秀髮飛揚、身體搖擺，比起古典音樂會的拘謹，更多的是搖滾音樂的狂放。有觀眾回憶道：「她給人的感覺是溫柔嫻靜的鄉村婦女，但大提琴一到手中就像變了一個人[10]。」

直至今日，杜普蕾有些演奏會錄音仍無人能超越，特別是艾爾加大提琴協奏曲。這部作品是名作曲家愛德華．艾爾加在第一次世界大戰絕望的氛圍中，所作的最後一部重要作品。他在一九一七年寫道：「所有美好純淨清新甘甜的，皆一去不復返。」當時他已七十，已近遲暮。姐姐希拉蕊．杜普蕾在《狂戀大提琴》中寫道：「賈姬能揣摩遲暮老人的心境，這項才能令人驚奇、難以解釋[11]。」

令人驚奇沒錯，但難以解釋嗎？可能沒那麼難。賈桂琳．杜普蕾沒有察覺二十歲的自己已經來到人生的暮年，再過幾年她就會發病，結束音樂生涯。她不曾說出口的情緒蘊含了太多懊悔、失落、無奈。她能對艾爾加感同身受，是因為她自己也承受著一樣的苦痛。他的肖像總是讓她心神不寧，她告訴姐姐：「姐，他一生悲慘，又生了病，但他靈魂的光亮卻能穿透這些。這就是我在他的音樂中所感受到的。」

賈姬這番話何嘗不是在描述自己打從出生開始的命運？她母親還和她在婦產科醫院時，就聽聞自己先生過世的噩耗。從那時起，賈姬和母親之間形成一種共生依存關係，雙方被緊緊綑綁在一起。她既不能只當小孩，也無法真正長大。

賈姬是很敏感的小孩，安靜內向、偶爾調皮。練琴以外的時候，大家都覺得她很溫和。她的音樂老師說六歲的她「非常有禮貌、家教很好」。她向世人展現親切溫順的面貌，在她就讀的女校，學校秘書記得她是幸福快樂的孩子；在高中同學的印象中，她是「友善開朗的女生，和大家相處融洽」。

賈姬的內在則截然不同。希拉蕊敘述有天妹妹突然大哭著說：「在學校大家都不喜歡我，很糟糕，他們都笑我。」賈姬有次在訪談中描述自己是「被其他小孩排擠的那種孩子，他們會成群結黨重複一些不堪的話」。她年少笨拙、不善社交，對念書沒興趣而且話少。希拉蕊說妹妹一直以來都不太會用言語表達自己。她的傳記作者伊莉莎白・威爾森在《杜普蕾的愛恨生死》中寫道：「有一些比較敏銳的朋友注意到賈姬陽光的外表下，開始浮現憂鬱的陰影⓬。」

在生病之前，賈姬一向都不讓母親知道自己的感受。希拉蕊想起兒時有段回憶蠻令人發毛的，當時賈姬面色凝重地悄悄對她說：「妳不要跟媽媽說，等我長大，我會沒辦法走路、沒辦法動。」該如何解釋這個駭人的自我預言？若不是無從解釋的神秘現象，就是無意識深處的投射，孩提時的她已經覺得無法自主行動、備受束縛、動彈不得。而在那句「不要跟媽媽說」的背後是無奈，因為知道母親接收不到自己發出的訊號，就算試著顯現出陰影黑暗面，傳達自己的痛苦、害怕、焦慮，也只是徒勞。許久之後多發性硬化症找上門，她這一生對母親的不滿全部爆發，突如起來就發怒，難以控制、夾雜咒罵。從前那個溫順的小孩變成充滿敵意的大人。

賈姬對大提琴縱有再多熱愛，心裡有部分對大提琴名家這個角色仍是抗拒的。音樂名家的形象掩蓋了真實的她，成為她抒發情緒唯一的管道，也是讓母親注意自己唯一方式。多發性硬化症讓她得以卸下這個角色，她的身體在替她說不。

要直接違背世人的期望，賈姬自己做不到。她十八歲已萬眾矚目，卻羨慕另一位演奏生涯面臨危機的年輕大提琴家。她對朋友說：「那個女生很幸運，她想要放棄音樂的話，大可以就放棄。但我不行，因為太多人在我身上花了太多錢。」大提琴帶領她來到前所未見的高度，但也束縛了她。她太害怕失去音樂事業帶來的損失，因此受制於天賦和家人的期許。

希拉蕊提過賈姬的「琴話聲」，這是因為直接表達情緒的能力從小就已受限，遂以大提琴代自己發聲，將所有激狂、痛苦、無奈以及所有憤怒都傾注到音樂中。賈姬在青春期時，有位大提琴老師敏銳觀察到，她透過演奏，強硬用樂器表現出她內在的那股侵略性。當她投入在音樂中時，其他時候被淡化或消弭的情緒讓她整個人活了過來。這就是為什麼她的演出看起來如此吸引人，常讓人聽了難過，用俄羅斯大提琴家米夏．麥斯基的話來說，則是「有點可怕」。

距離初演二十年後，賈姬罹患了多發性硬化症，她向朋友訴說自己第一次上台的感覺。朋友說：「她面前彷彿有一道磚牆阻絕了她和外界的溝通，直到開始在觀眾面前表演的那一刻，磚牆才瓦解，她終於覺得自己能說話了。她在表演時一直都有這種感覺。」成年後她曾在日記裡寫到，她從來不知道如何用言語表達，只能透過音樂。

在多發性硬化症讓她再也無法演出之前，她和先生丹尼爾・巴倫波因的關係是她生命最後階段的重心。巴倫波因是在以色列長大的阿根廷猶太人，有魅力、有教養、有國際視野，年紀二十出頭已是國際音樂群星中的超新星。他是風靡樂壇的鋼琴和室內樂演奏家，也漸漸成為有名氣的指揮家。賈姬和巴倫波因相遇，兩人之間的音樂交流自然激盪出熱情的火花，甚至可說是超凡的體驗，一場戀愛與婚姻就此展開，童話般的愛情讓他們成為古典樂壇的佳偶。

可惜賈姬婚後並沒有比在原生家庭擁有更多自我。熟悉她的人很快發現她講話出現融合美式與英式的口音，聽起來有種說不出的怪。賈姬無意間採用了她先生的說話方式，顯示她被個性更強勢的先生同化。她再次將自己塑造成別人需要和期望的樣子，希拉蕊寫道：「她內心寬廣的世界除非透過演奏，否則沒什麼機會展示。她必須是順應當下情境的那個賈姬。」

正在她身上進行的神經疾病尚未被診斷出來，但她已開始出現虛弱、跌倒等嚴重症狀，這時，她依循一直以來的模式，保持沉默。她掩蓋問題，沒有驚動先生，裝作是其他原因讓她動作遲緩。

她婚後不久，希拉蕊問過她，如何適應跟先生工作與私人關係都在一起帶來的壓迫感。她說：「只能說我不覺得那是壓力，我覺得自己很幸福。我愛音樂也愛我先生，在這兩者上我都有很充裕的時間。」但很快她就逃離了先生和事業，開始認為她先生阻礙她做真實的自己。她短暫離開這段婚姻，和姐夫發生關係來表達自己的不快樂，同時也再次顯現她缺乏明確的界限。她深陷憂鬱，有段時間完全不想和大提琴有任何關聯。回歸婚姻和事業後，她隨即被診斷出多發性硬化症。

杜普蕾的琴話聲一直是她唯一的話語聲。希拉蕊稱之為妹妹的救贖。但那並不是救贖。她的琴聲是為了觀眾，而不是她自己。群眾喜歡她慷慨激昂的演奏，可是對她重要的人卻不曾真正傾聽她。她的音樂令觀眾哭泣、受樂評稱頌，但沒有人真正聽她說。悲哀的是她自己也對內心的聲音掩耳不聞。藝術表達本身僅是展現情緒的一種形式，但不是解決的方式。

賈姬辭世後，希拉蕊聽著妹妹一九七三年演奏艾爾加協奏曲的BBC錄音帶，那場音樂會由祖賓．梅塔指揮，是賈姬最後一次在英國公開演奏。「調音一會，稍作停頓，演奏開始。我嚇一跳，她放慢了節奏。幾個小節後一切再明白不過。我非常清楚是怎麼回事。賈姬一如既往在用大提琴發言。我聽出她在說什麼了……我幾乎可以看見她臉上的淚水。她在向自己道別，為自己演奏安魂曲。」

第三章　壓力與情緒能力

漢斯・塞利在《生活的壓力》中寫道：「自從遠古海洋出現生命，有生命的物質與無生命的環境之間，或是不同的生物體之間，就不斷地在相互交流❶。」人與人之間的互動，尤其是情緒互動，以無數難以察覺的方式，影響我們的生理機能，可說幾乎無時無刻都影響著我們的生活。在這本書中各位也會看到，人際互動是決定健康與否的重要因素。了解心理機制、情緒環境和生理之間的微妙平衡，對身心健康至關重要。塞利說：「這或許聽起來很怪，你可能根本感覺不出來身體細胞在做什麼，例如像是發炎，和我們的日常生活會有什麼關係。但我不這樣想❷。」

從塞利這本開創先河的書到現在，雖然中間多了超過六十年以上的科學探索，但情緒帶來的生理影響仍未被正視。當今醫學對健康與疾病的態度依舊是認為，身與心有所不同，而且可以和所處環境分開來看，對壓力的定義也過度簡化。

醫學上總將壓力視為讓人極為煩惱、但為單一的事件，例如突然遭到解雇、婚姻破裂、親友離世。這些重大事件會為許多人帶來沉重壓力，但人生中還有其他慢性壓力，長期下來對身體造成的影響會越來越加劇，也更有害，這些來自內在的壓力在看不出端倪的情況下讓我們付出代價。

從小習慣巨大內在壓力的人，反而會在壓力消失的時候，感到焦慮不安、百無聊賴、失去價值感。塞利觀察到，人可能會對壓力荷爾蒙、腎上腺素和可體松上癮。這樣的人會希望能感受到壓力，覺得自己好像不應該讓壓力消失。

我們說自己有壓力的時候，通常是在說我們被要求過多，讓我們感到神經緊張，這些要求大多來自工作、家庭、感情、健康、經濟狀況。但神經緊繃的感覺不代表壓力，嚴格來說，有壓力不一定會感到緊繃。這裡對壓力的定義不是一種主觀的感受，而是一系列可測的生理反應，牽涉到腦、內分泌腺、免疫系統以及其他器官。而且我們很可能沒有察覺到自己正處於壓力之中。

塞利指出：「壓力不只是神經緊繃，沒有神經系統的低等動物甚或植物，也有壓力反應。……失去意識的病患在毫無知覺的情況下，或甚至是體外培養的細胞，壓力也能被生成❸。」同樣的，一個人如果意識清醒，但是沒有覺得自己處在什麼情緒中，或是和身體反應脫節，壓力也可能產生相當強烈的作用。動物實驗和人體研究均顯示，壓力的生理反應開始運轉時，可能從行為上看不出什麼影響，主觀上也沒有察覺。

所以壓力到底是什麼？塞利將壓力視為一種生理過程，是身體一系列發生範圍廣泛的事件，無論壓力的成因是什麼、個體是否覺察到有壓力。生物體發現自己的存在或健康受到威脅時，體內產生的變化就構成了壓力，這些變化外在不一定看得出來。神經緊繃有時是壓力的一部分，但有時不是。有壓力的人可能不覺得緊繃，而壓力生理機制沒有啟動的人，卻可能覺得很緊繃。

塞利以橡皮筋和鋼製彈簧為例來說明壓力：橡皮筋被拉長、彈簧被擠壓形成的變化，有的肉眼可辨，有的要用顯微鏡才看得出來。

塞利的比喻闡明一個重點：當生物體被要求達到的目標超出其能力範圍時，就會有過度的壓力，如同橡皮筋會斷裂，彈簧會永久變形。啟動壓力反應的開關可以是身體受感染或受傷，也可以是情緒創傷或感受到情緒威脅，甚至可能是想像出來的。就算沒有覺察到威脅，或認為自己承受的壓力是「好的」，都可能引發壓力的生理反應。

艾倫是四十七歲的工程師，幾年前被診斷出食道癌。他描述自己在診斷出惡性腫瘤的前一年裡，過著持續精進自我的生活，並且談到「好的壓力」。他口中「好的壓力」不只讓他的健康走下坡，也讓他得以忽視人生中的痛苦，這些長期以來的痛苦持續在干擾他身體系統的生理運作。

艾倫的食道下段和胃上部遭腫瘤侵犯的部分都被切除。由於癌症擴散到腸道周圍的淋巴結，五次化療後白血球過低，無法繼續化療。

他不吸菸、不喝酒，一直認為自己過著健康的生活，所以得到癌症讓他很震驚。但他已經有好一段時間覺得自己「胃不好」，常常消化不良、火燒心，也就是胃酸逆流進入食道。胃中分泌的胃酸對食道壁具有腐蝕性。食道和胃之間隔著一個肌肉閥，這個肌肉閥和人體複雜的神經機制會確保食物從咽喉往下移到胃，並阻止胃酸往回流。胃酸長期倒流會損害下食道表面，易導致癌變。

艾倫不愛抱怨，這個問題只跟醫師提過一次。他腦筋動得快、講話也快，做什麼事都快。他以為是因為自己吃飯習慣吃得很快，才會胃食道逆流。這樣想其實不是沒有道理，但也有可能是壓力造成胃酸過多或是自律神經失調。自律神經系統顧名思義就是不受意識控制，負責調節心律、呼吸、內臟肌肉收縮等功能。

我問艾倫在診斷出疾病之前，生活中有沒有什麼壓力。「有，我一直有壓力，但是壓力有兩種，一種是壞的壓力，一種是好的壓力。」在他的認知裡「壞的壓力」是他和雪萊十年來完全不親密的婚姻關係，他覺得這是他們至今沒有小孩的主要原因。「她有一些很嚴重的問題。她沒辦法對我浪漫、親密，沒辦法給我我需要的一切，我得到癌症的時候正好是這段婚姻讓我最挫折的時候。我一直都覺得這件事影響很大。」他眼中「好的壓力」則來自工作。在診斷出罹癌的前一年，他每天工作十一小時，每週七天。

我問他是否有拒絕過別人。

「從來沒有，我其實很喜歡別人找我幫忙。我幾乎沒有真正後悔過自己答應的事。我喜歡有事情做，喜歡接下任務，別人只要開口我就會答應。」

「得到癌症之後呢？」

「我學會拒絕，我常常拒絕別人，因為我想活下去！我覺得學會拒絕對病情好轉很有幫助。四年前他們說我的存活率只有15%，我下定決心要活下去，目標是五到七年。」

「什麼意思？」

「五年就很不可思議了，但我知道目標是隨自己訂，我想我還是作弊多活兩年。七年後的話……」

「你是指七年後你會回到過去那種瘋狂的生活嗎？」

「對，有可能，我不確定。」

「天大的錯誤！」

「也許吧，這個之後再說。我現在很聽話，真的，我對每個人都會拒絕。」

壓力的經歷有三個組成要素。第一是個體視為威脅的事件，可能發生在身體上或情緒上，是導致壓力的刺激事件，也稱為壓力源。第二是接收壓力源訊息並做出解釋的處理系統。對人類來說，這個處理系統是神經系統，主要是腦。最後是壓力反應，也就是為了回應威脅而在生理和行為上做出各種的調適。

很明顯可以看出，壓力源的定義由接收訊息的處理系統決定。受到地震驚嚇會讓許多生物體直接感受到威脅，但對細菌來說不會。丟掉飯碗對一個領著月薪養家的人來說極具壓力，對可以領高額資遣費的高階主管來說就沒那麼嚴重。

受到刺激的人是什麼樣的個性以及當時的心理狀態也同樣重要。失業的高階主管雖然有經濟保障，但如果他的自尊和使命感完全建立在該公司的職位上，仍然可能感受到極大的壓力。相較之下，他的同事更重視的可能是家庭、社交，或心靈追求。遭到解雇可能在一個人心裡是重大危機，在另一個人眼中卻是轉機，壓力源和壓力反應之間沒有固定的關係，每個壓力事件都是當下的獨立事件，但也會與過去相呼應。我們感受到的壓力強度和長期的效應，依不同因素對個體的獨特情況而不同。每個人對壓力的定義關係到個人的性情，更甚者，關係到個人的過去。

塞利發現受壓力影響的體內組織或器官，主要可以分為三類：在內分泌系統中，可以看出腎上腺的改變；在免疫系統中，壓力影響了脾臟、胸腺、淋巴結；此外則是消化系統中的腸道內壁。經歷壓力後解剖的大鼠，都出現腎上腺肥大、淋巴器官縮小、腸道潰爛。

這些結果源於中樞神經傳導和荷爾蒙。身體中有很多荷爾蒙，荷爾蒙是可溶性化學物質，影響器官、組織、細胞的運作。某個器官要影響另一器官的運作，會分泌一種化學物質至血液循環中，即內分泌荷爾蒙。感受到威脅時，位於腦幹上方的下視丘會釋放「促腎上腺皮質激素釋放激素」（CRH），作用在附近的腦下垂體。腦下垂體是嵌在顱骨底很小的內分泌腺，受CRH刺激會釋放「促腎上腺皮質素」（ACTH）。

ACTH經血液輸送至腎上腺，也就是埋於腎臟上方脂肪組織內的小器官。腎上腺外層的皮質組織稱為腎上腺皮質，本身也是內分泌腺，受ACTH刺激會分泌腎上腺皮質激素，當中主要是皮質醇，又稱可體松。可體松作用於體內幾乎所有組織，從腦到免疫系統、骨頭乃至腸道，都以某種方式受到影響。身體透過這一套錯綜複雜的生理制衡機制，對威脅做出反應，在這之中可體松是很重要的部分。可體松的立即影響是讓壓力反應穩定下來，減緩免疫細胞的活動，使其維持在安全範圍內。

這一串由下視丘、腦下垂體、腎上腺形成的組合稱為HPA軸。HPA軸是人體壓力機制的核心，許多後面章節會談到的慢性病都牽涉到它。由於下視丘與腦部產生情緒的區域有雙向交流，情緒能經由HPA軸直接影響免疫系統和其他器官。

塞利發現的三大變化——腎上腺肥大、淋巴組織縮小、腸道潰爛——便是由於ACTH刺激腎上腺、可體松抑制免疫系統並導致胃酸侵蝕腸道。許多病人使用可體松藥物治療氣喘、結腸炎、關節炎、癌症等，會有腸道出血的風險，因此可能需要使用其他藥物保護腸道內壁。這也解釋了為什麼慢性壓力讓我們更容易形成腸道潰瘍。此外，可體松還會造成骨質流失。憂鬱的人體內會分泌高濃度的可體松，這就是為什麼停經後較為焦慮、憂鬱的婦女，比較容易骨質疏鬆與髖部骨折。

以上概述的壓力反應不盡完整，因為壓力幾乎牽涉到體內所有組織。如塞利所述：「要勾勒出壓力反應的輪廓，不只需要囊括腦、神經、腦下垂體、腎上腺、腎臟、血管、結締組織、甲狀腺、肝臟、白血球，還必須標示它們之間多重的交互作用❹。」而塞利在進行此具有開創性的研究時，壓力會對許多免疫系統內的細胞、組織產生作用這點還不太為人所知。身體在面臨威脅時的緊急反應，還牽涉到心臟、肺臟、骨骼肌、大腦的情緒中樞。

為維持體內平衡，我們需要啟動壓力反應。壓力反應是非確定性的，沒有特定成因，可能是對物理、生物、化學或精神上的攻擊做出反應，或是要回應受攻擊、受威脅的感知，無論是有意識，或無意識的。威脅的本質是破壞身體的恆定，而生物體的生理條件要維持在一特定的狹小範圍內，才能生存並正常運作。要產生戰或逃的反應，血液必須從內臟輸送到肌肉，心跳也必須加速。大腦需專注面對威脅，忘記飢餓、性慾。儲存的能量需轉化成醣類才能供應身體，免疫細胞必須活化。腎上腺素、可體松與其他激素讓以上任務得以實行。

這些運作都必須維持在安全範圍內。血糖過高會導致昏迷；免疫系統過度活躍，不久便會產生有毒的化學物質。因此，壓力反應或許可以不單單視為是身體對威脅做出的反應，也是身體在面臨威脅時試圖維持恆定。在一場於美國國立衛生研究院舉行的壓力會議上，研究者用內在環境穩定的概念，將壓力定義「為不和諧或受到威脅的恆定狀態」❺。在這樣的定義下，壓力源「是會干擾恆定狀態的真實威脅或感覺到的威脅」❻。壓力源有哪些共通點？歸根究底，所有壓力源都讓生物體感覺到沒了維繫生存的必要條件，或有失去的危險。失去食物供給的危險是一主要壓力源。對人類來說，失去愛的危險也是一主要壓力源。塞利寫道：「我們可以毫不猶豫地說，人類最大的壓力源來自情緒❼。」

有研究文獻發現，導致壓力的因素普遍有三種：不確定性、缺乏資訊、失去掌控❽。這三者都出現在慢性病患者的生活中。許多人可能會有能掌控自己的錯覺，後來才發現這麼多年來所做的決定和行為，都受到自己不知道的力量驅使。對某些人來說，要到生病了，才終於粉碎自己是在掌控中的錯覺。

壓力是生存必要的生理機制，所以如果說壓力是疾病的根源，聽起來很矛盾。要解開這個表面上的矛盾，我們必須區分急性壓力與慢性壓力。急性壓力是身體面對威脅立即做出的短期反應；慢性壓力是一個人暴露在壓力源之下無法逃脫，可能是沒有察覺亦或無能為力，因而長期啟動的壓力機制。

戰或逃反應能幫我們在遇到立即性危險時生存下來，反應包含神經系統放電、荷爾蒙分泌、免疫反應改變。這些生理反應是為因應各種緊急情況，自然演化出來的。但同樣的壓力反應如果長期持續、無法解除，會造成傷害甚至永久性的損壞。可體松長期維持在高濃度會破壞組織，腎上腺素一直過多會提高血壓、損害心臟。

有大量文獻證明慢性壓力會抑制免疫系統。有項研究比較兩組人身上自然殺手細胞（NK細胞）這種免疫細胞的活動：實驗組是阿茲海默症病患的照顧者（配偶），對照組是年齡、健康都與實驗組相符的人。NK細胞是對抗感染和癌症的第一線士兵，能夠攻擊侵犯人體的微生物、破壞惡性突變細胞。研究發現，即使有些人的伴侶已經去世三年之久，照顧者的NK細胞一樣受到嚴重抑制。而填寫自己是社會支持度低的照顧者，免疫系統最不活躍，一如先前提過的醫學生，在考試壓力下，越孤單的學生免疫系統越脆弱。

另一項針對照顧者的研究是評估他們接種流感疫苗的成效。研究中，沒有照顧者壓力的對照組有八成的人對病毒產生免疫力，但在阿茲海默症患者的照顧者中，僅有兩成的人產生免疫力。長期照顧患者的壓力會抑制免疫系統，讓人容易感染流感。❾研究也顯示壓力會延緩組織修復的速度。阿茲海默症患者的照顧者這組，傷口痊癒的時間比對照組平均多九天。

壓力越大，會造成越多的可體松經HPA軸分泌，而可體松會抑制發炎細胞的活動，減緩傷口癒合的速度。有牙醫系的學生故意在自己的硬顎造成傷口，一次是在準備免疫學考試的時候，一次是在暑假，他們每個人的傷口都是在暑假癒合得更快。在壓力下，白血球製造幫助傷口癒合的物質變少。

壓力、受損的免疫系統、疾病，這三者之間常被觀察到的關聯，讓更多人注意到塞利提出的「疾病的適應」論點。這種論點認為早期人類還在野外求生的時代，必須面對掠食者和其他危險，戰或逃反應因此才不可或缺。可是在文明社會，雖然我們毋需再面臨同樣的生命威脅，戰或逃反應仍會在沒必要、也沒幫助的時候啟動。壓力的生理機制常不恰當地受到激發，最後演變為疾病。

我們還可以從另一個角度來看。如今戰或逃反應存在的意義，和當初演化而來的原因其實沒有差別：都是為了幫助我們生存。只是我們感受不到用來警告我們有危險的直覺。我們的身體裝有壓力反應，但心智卻沒覺察到威脅。因此我們讓身體持續處在生理壓力中，僅隱約察覺到痛苦，或者根本毫無所覺。如塞利所說，人類現今最主要的壓力源來自情緒，至少在工業化國家是如此。人類就像無法逃跑的實驗動物一樣，發現自己被困在有害健康的生活方式和情緒模式中。隨著經濟發展程度越高，我們對自己經歷的情緒似乎就越麻木不仁。我們不再能感受自己的身體正在經歷什麼，也因此無法採取保護自己的行動。壓力帶來的生理變化侵蝕我們的身體，不是因為戰或逃反應已經過時無用，而是因為我們可能再也沒有能力識別身體釋放的訊號。

情緒和壓力一樣都是我們常用到的概念，但我們其實不清楚情緒確切的意思。情緒也和壓力一樣有幾個構成要素。心理學家羅斯．巴克將情緒反應依自我覺察的程度，分為三個層面。

第三層情緒是內在的主觀體驗，也就是我們的感受。我們在這一層能清楚意識到自己的情緒狀態，好比憤怒、喜悅、恐懼，以及伴隨而來的身體感知。

第二層是別人看到的外顯情緒，但自己不一定有所察覺。表現的方式是肢體語言，涵蓋「非口語表達、習慣動作、聲調、姿勢、臉部表情、短暫碰觸，甚至包含事情發生的時機、話語中的停頓。（這些）可能帶來生理影響，但通常不被覺察❿。」對自己傳達出的情緒渾然不覺是很常見的，不過身邊的人倒是把那些情緒看得很清楚。不管有意無意，我們在這一層的表達對別人的影響最大。

若是小孩顯露出的感受讓父母太過焦慮，他們第二層情緒的表現也是父母最難容忍的。巴克教授指出，父母處罰或禁止小孩表露情緒，會讓小孩受到制約，在未來出現類似情緒的時候壓抑自己，自己先封閉感受，以免招致羞愧感和拒絕。巴克表示，在這種情況下，「情緒能力會受到傷害……這人將來會不知道如何有效處理那些情緒以及情緒帶來的渴望，結果就是感到無助⓫。」

研究壓力的文獻詳盡記載著，不論是真正的無助或感覺上的無助，都極易引發壓力的生理反應。後天習得的無助，是一種心理狀態，當事人明明有機會從困境中脫身，卻沒這麼做。我們很多時候會發現自己身處這種後來習得的無助狀態中，例如被困在一段不正常甚至暴力的關係中、工作壓力大、生活方式不是真的自由。

第一層情緒是由情緒刺激引起的生理變化，像是神經系統放電、荷爾蒙分泌、免疫反應改變等為因應威脅而生的戰或逃反應。這些反應不受意識控制，也無法從外表直接觀察到。它們就這樣發生了，發生時我們可能沒有自覺，也沒有情緒表現。雖然這些反應有助於我們應付緊急威脅，但若無論如何都無法對抗或避開此威脅，長期下來同樣的壓力反應反而會變得有害。

羅斯．巴克說，自我調節「有部分包含獲得情緒能力，也就是以良好、適當的方式，處理感受和慾望的能力⓬。」情緒能力是假定為我們社會中普遍缺乏的能力，因為「冷靜」（不帶情感）的風氣盛行，小孩常會聽到大人說「不要這麼情緒化」、「不要這麼敏感」，而理性做為情緒性的反面，才是更為社會所推崇。

情緒能力包含：

- 能感受自己的情緒，才能察覺自己是否正處於壓力中。
- 能有效表達情緒，才能確認自己的需求和維護自己的心理界限完整。
- 能分辨自己的心理反應是否切合當下情境，還是反映了過去遺留的影響。我們的所欲所求應符合當下的需要，而不是從童年而來的無意識、未獲滿足的需求。如果過去和現在分野模糊，我們會在無損的地方誤以為自己有所損失，或以為自己面臨損失的風險。
- 能察覺真正該滿足的需求，不會為了得到接納或認可而壓抑自己。

欠缺這些情緒能力的話，壓力就容易形成，破壞身體的恆定。長期如此會讓健康狀況不佳。本書裡每位患者的故事中，都至少有一部分的情緒能力受到傷害，而當事人往往全然不知。

我們需要提升情緒能力，不讓隱性壓力危及健康。我們需要重拾情緒能力，照顧好自己。我們也需要培養孩子的情緒能力，作為最有效的預防針。

第四章　活埋

艾莉莎和她先生彼得想來尋求第二意見。因為艾莉莎等於被宣判了死刑，他們希望我能推翻這個結果。

艾莉莎是年紀四十出頭的小學老師，來找我的一年前，她手上的小肌肉開始萎縮，拿取東西越來越困難，也會無緣無故跌倒。艾莉莎去找加拿大著名的發展心理學家高登·紐菲德博士尋求建議（他在學校系統擔任顧問，艾莉莎因此認識他），相信自己「只是壓力大」，而不想從醫學的角度尋求答案。

艾莉莎強迫自己繼續上課，大部分人遇到這種情況都會為身體著想，但她仍努力維持正常生活。紐菲德博士回憶道：「她工時非常長，體力超支，我沒看過把自己逼到那種程度的人。」艾莉莎勉強才能拿起筆來，所以常為了把學生的作業改完，熬到大半夜。然後早上五點半便起床好提早到校，用僵硬的手握緊粉筆，在黑板上凌亂地寫下當天上課的內容。隨著情況惡化，她終於願意轉診至漸凍症的國際權威安德魯．艾森（Andrew Eisen）醫師。經過電生理測試、臨床檢查，艾森醫師確信她患有漸凍症。此時，彼得和艾莉莎請我重新判讀檢查結果，希望我能有不同的發現，挑戰專科醫師的看法，或更精確地說，是希望我能證實他們的想法，告訴他們有這些症狀純粹是因為壓力導致。但是無可否認，艾森醫師的診斷沒有錯，如他所說：「這是典型的案例。」

漸凍症初期症狀視脊髓或腦幹最先受攻擊的位置而定：患者可能會肌肉抽搐或抽筋、出現語言障礙，或者吞嚥困難，最後失去行動能力、四肢癱瘓，無法說話、吞嚥、呼吸。除了一些據傳康復的案例，病發後通常活不過幾年，約五成的患者在五年內不敵病魔，不過也有人可以存活很久。漸凍症與其他神經退行性疾病不同的地方在於，患者雖然失去活動力，智力卻沒有減退。加拿大的心理學家蘇姍娜．賀謹（Susannah Horgan）在一篇研究論文中描述：「漸凍症患者必須面對殘缺的身體搭配健全的心智，多數患者在自己的故事中都會提及這件事為他們帶來的痛苦❶。」

造成漸凍症這種神經退化的原因還不清楚。有些證據顯示可能與免疫系統關，包含神經系統中扮演免疫角色的細胞失能。微膠細胞具有保護大腦的功能，但過度活化反而有害。一九九五年《科學人》雜誌有篇文章引用了振奮人心的初步數據，指出可能是微膠細胞引發多發性硬化症、帕金森氏症與漸凍症❷。

艾莉莎和彼得對漸凍症的反應令人訝異，他們迫切想從自己悲慘的處境中尋求解套。彼得是退休工程師，他會埋首研究艱澀的肌肉電生理學，引述意義不明的研究，提出讓專家聽了會寒毛直立的理論。他常常在艾莉莎回答我的問題時插嘴，艾莉莎則會在回答問題時，將眼神瞥向他，像在徵求他的同意。顯然他無法接受艾莉莎可能會死這件事，他感到害怕，而艾利莎不願承認醫師的診斷這點，也絕大部分是為了他。我覺得自己好像不是在和兩個獨立的個體對話，而是和一個個體、但有兩個身體的人說話。紐菲德博士說：「艾莉莎沒有辦法有和彼得不同的想法，她在談論彼得時，也顯示不出他們是不同的個體。」

另一個同樣明顯的問題是，艾莉莎不會用語言表達情緒。她沒有詞彙可以直接描述自己的感受：任何與情緒有關的問題，她都用她是怎麼想的來回答，過度深入，但卻很難理解。她對世界的認知似乎是建立在抽象的概念上，而不是實際的感受。紐菲德也同意：「她的情緒好像都被凍結了。」

讓艾莉莎結凍的原因是她十分害怕被拋棄。她一出生就遭親生父母棄養，也從未與養母建立連結關係。紐菲德博士在艾莉莎去世前三年對她了解很多，他說：「那段關係是空白的，根本等於沒有。艾莉莎的養母偏愛另一個小孩，無論艾莉莎再怎麼努力都無濟於事。到了青春期她終於變得疏離，因為她放棄了。在那之前，她用盡全力想和養母培養感情都沒有成功。她們的關係處於真空狀態。她覺得自我的存在感好像是在一個巨大的洞窟裡。」她的第一段婚姻很快就破碎。她從小到大一直認為自己必須照顧所有人。紐菲德說：「她從來沒有喘息的時候，也沒有心靈上的避風港。」

耶魯大學醫學院的精神病學家華特・布朗（Walter Brown）和彼得・穆勒（Peter Mueller）曾在一篇研究中，對漸凍症患者有格外相似的描述：「所有接觸過他們的同仁都很喜歡、尊敬他們。他們的特點是會盡量避免向人求助❸。」這項研究針對十位患者，進行訪談、臨床評估、自填式的心理測驗。兩位作者的結論是，漸凍症患者的行為模式與其他人不同，似乎有兩類：一類是始終表現得很能幹，沒辦法開口求助或接受別人的幫助，一類是長期排斥所謂的負面情緒。研究中描述：「不依靠他人協助，持續做艱難的工作，在這些患者身上是相當普遍的現象。」另外，許多患者似乎會「習慣性地否認、壓抑或隔離……恐懼、焦慮、悲傷。……大多數人都認為自己必須保持愉悅。……有些人提到自己身體的退化時表現得若無其事，或是帶著迷人的笑容。」後來舊金山的長老會醫院做了另一項研究，得出不同的結論。有人可能會說答案還不明確，不過耶魯的那項研究符合所有我們能看到對漸凍症患者的描述與觀察，也符合與患者共處的臨床醫師所說的。

過去在慕尼黑的一場國際研討會上，美國克里夫蘭醫學中心的神經科醫師發表了一篇很有意思的論文，題名為「為什麼漸凍症患者人這麼好？」❹。文中討論到許多臨床醫師對漸凍症患者的印象，在性格光譜上幾乎全都「集中在最為和善的那一端」，和其他疾病的患者形成對比。

該論文的作者亞撒・威爾伯恩（Asa J. Wilbourn）醫師表示，他們的同仁普遍在漸凍症患者身上看到和善這個特質，文中提到：「每次幫病人做完檢查，送結果的時候……通常都會做出一些評論（例如，這個病患人還不夠好，不可能是漸凍症）。他們和病患接觸的時間很短暫，得到結論的方法明顯也不科學，但他們幾乎每次都說中。」

威爾伯恩醫師說：「在慕尼黑研討會上有件很有趣的事，就是我們發表論文的時候，每個人都豁然開朗說：『對耶，我有注意到，只是從來沒有認真去想』。這狀況非常普遍，在檢查很多漸凍症患者的實驗室裡已經是常識，而我們實驗室的病例數非常多。我相信每個與漸凍症有關的人絕對都知道這個現象。」

我在自己的診所以及緩和療護科遇過的漸凍症患者也是類似的情形。

在漸凍症患者的人生故事中，童年時期情緒被剝奪或喪失狀況總是一再出現。他們具有以下人格特質：不斷自我鞭策、不願承認自己需要幫助、否認身體或情緒上的痛苦。這些行為和心理應對機制在發病更早之前就已經存在。雖然不是全部，但多數漸凍症患者心腸都非常好，是因為他們加諸於自身的形象必須符合個人和社會的期待。他們不像其他人自然顯現出自己的個性，而是被限制在一個角色裡，甚至不管這個角色是否會對他們帶來傷害。這個角色本來應該是自己，但童年情緒空白的制約，導致他們無法建立完整的自我概念。而在自我意識薄弱的人身上，通常會融入他人的角色，對身心都不健康。

史蒂芬・霍金於二十一歲時確診。他的傳記作者寫道：「他在劍橋大學的頭兩年，漸凍症病情急速加重，走路開始變得極為艱難，光是要移動幾十公分都不得不撐拐杖。朋友都盡可能幫他，但多數時候他都避免讓人協助。他會想辦法藉助牆壁、一些物體和拐杖的支撐，用緩慢的速度，費力地穿越室內和開放空間。很多時候這些輔助並不夠用，……有時會看到霍金頭上包著繃帶出現，因為他重重摔了一跤，頭上腫了一大包❺。」

漸凍症患者伊芙琳・貝爾（Evelyn Bell），著有《沉默的吶喊》（Cries of the Silent），她戴的特殊眼鏡框上附有雷射筆，可以照到拼字板上，讓她費力逐一指出每個單字的字母，讓志工抄錄下來。這同樣不是她第一次為了目標投注熱忱。她敘述自己的生活「步調很緊湊」，一邊帶三個小孩，一邊建立成功的事業：「我要做家事、教養小孩、做生意、照顧花圃、佈置房間、當專屬司機，要兼顧這麼多很有壓力，但我熱愛扮演好每個角色。……養家的這幾年，我在公司表現非常好，有多台公司車可以開，出國無數次，好幾年都是加拿大地區的最佳業務員。我希望我在教育子女與每件事情上都做得很成功。」但伊芙琳・貝爾沒有發覺，她的描述和她寫在書前面的這句話形成反諷：「大家都知道錢可以賺回來，健康和婚姻卻換不回來❻。」

另一位漸凍症患者蘿拉則是責任感太重，總是覺得自己對別人有責任。她是六十五歲的退休舞蹈老師，住在西岸，她家就像雜誌上的屋子一樣。她到家門口迎接我，雖然倚靠助行器幫忙支撐，還是展現出芭蕾舞者優雅的儀態。她在四年前確診，當時正在為乳癌做化療。她敘述道：「我去聽音樂會，忽然間沒辦法拍手。我的手指在抽筋，不像平常那麼靈敏。我在做化療的時候，情況好像更嚴重了。我重重摔倒過幾次，有次還撞到顴骨和眼窩。」她講話斷斷續續的，聲調幾乎沒有變化，但還是能聽出她輕快幽默的語調和對生命的熱愛。

蘿拉的身體是在她辛苦忙碌工作一年後出問題，那段期間她和第二任丈夫布蘭特買了一間房子，想做為民宿來經營。她說：「我一直都想開民宿，我找到這個地方，但壓力很大，因為我們負擔不起，必須想辦法湊到更多錢。我覺得很愧疚，因為布蘭特還得出資幫我創業。第一年很辛苦，要佈置那些房間。我們加蓋了小屋，我管理民宿、建造小屋、裝修佈置。在我們搬來剛好一年的時候發現腫瘤。」幾個月後接著診斷出漸凍症。

就算身體已經發出叛變訊號很長一段時間，漸凍症患者還是覺得要放下責任是不可能的，蘿拉就是最好的例證。我們在進行訪談的時候，民宿管家請假去了歐洲。蘿拉說：「我們的房客七成都是回頭客，因為你會跟房客成為朋友。我一直覺得很抱歉，我要跟客人說，管家這個月不在，我們不收房客。但上週末有三間房都住滿，因為我沒辦法拒絕。他們是回頭客，而且我很高興見到他們。下週又有一位回頭客要來，來過非常多次，跟我們有合作關係。」

我建議她：「能不能跟她說，親愛的合作客戶，我目前的狀況非常不好，沒有餘力服務其他人。」

「是可以這樣說，但是那個女孩子就要來了，而且我真的很喜歡她。她知道我的狀況，她說：『我會自己整理房間，早上自己準備麥片。』每位房客都這樣講，但我不能讓他們這麼做，我從來不會只準備麥片讓人當早餐。」

「妳不會只服務一個人欸，早餐他們自己會弄。」

她大笑。「你講的好簡單，我需要上這樣的課，或是找你諮詢。」

知道別人的需求、然後拒絕對方，讓蘿拉產生罪惡感，這樣的罪惡感一直出現在她小時候。蘿拉的母親在她十二歲時罹患乳癌（蘿拉的家族有乳癌基因，她的妹妹比她早六個月診斷出乳癌），四年後過世。從青春期開始，蘿拉就要負責照顧小她五歲的妹妹和小十歲的弟弟，甚至在此之前，她就習慣優先考慮父母的期望。

「我母親是舞蹈老師，我很小就開始跳舞，一輩子都在跳舞。我進入皇家芭蕾舞團，但後來長太高，所以和朋友合開舞蹈教室教小朋友跳舞。」

「芭蕾舞的要求很嚴苛。妳小時候喜歡跳芭蕾嗎？」

「有時候喜歡，有時候很討厭。我討厭週六下午不能和朋友去看表演，不然就是錯過很多生日派對。」

「那妳怎麼辦？」

「我母親會讓我選，我覺得我會選練舞是因為，我知道她比較想要我去練舞。」

「那妳比較想要什麼？」

「我想和朋友出去。」

母親逝世後，蘿拉扮演起家裡女主人的角色，不但要照顧弟弟妹妹，某些時候還要陪伴父親。「他會問：『蘿拉，妳今晚有什麼活動？』我說：『我要跟康妮去看表演。』康妮是我最好的朋友。他會說：『喔，那我找一個保母，我跟你一起去。』我所有朋友都會來我家，因為他們很喜歡我爸，他對每個人都很好。」

「妳爸跟妳和妳的女生朋友一起出去，妳有什麼感覺？」

「哪個青春期的孩子會想讓爸爸跟在身邊？」

「妳有跟他說過，爸，我只想跟朋友在一起？」

「沒有……我不喜歡他這樣，但又不想讓他難過。」

蘿拉的第一任丈夫很風流，會嫁給他是想逃離原生家庭。他在她懷第三胎的時候丟下她一人，沒有提供任何經濟支援。他們是青梅竹馬。

我好奇地問：「他有外遇嗎？妳當時已經忍了多久？」

「四年。那時候已經有兩個小孩，我選擇相信婚姻。」她緩緩拿起手帕拭去眼角的淚。「我沒有跟別人談過這件事。」

「妳還是覺得很痛苦。」

「我不知道是怎麼了，明明都幾百年前的事了……抱歉，有時候我情緒就會上來。」

「妳對自己的情緒有什麼想法？」

「很討厭，因為沒什麼用。」

「有情緒會讓妳感到不安嗎？」

「情緒上來時，通常表示有不好或難過的事發生，所以誰會希望自己情緒很多？」

就某方面而言，蘿拉說得沒錯。如果小孩身邊沒有人接收他們的情緒，給予安慰、遏制他們的情緒，那他們感到難過或憤怒也沒用。他們每件事都必須嚴格加以掌控，漸凍症者的身體僵硬，有沒有可能就是這樣的後果？要壓下強大的情緒、大聲吶喊想要表達的東西，而神經系統可能就只有那麼多能量，對於特別敏感的個體，我們可以合理推測，神經可能已喪失了再生的能力。漸凍症有沒有可能是源於神經系統超載，無法重新蓄滿？

克里夫蘭的神經科專家在慕尼黑發表研究論文時，問了一個問題：「為什麼之前都沒有文獻探討漸凍症患者明顯脾氣都很好？主要的原因可能是這種主觀判斷缺乏科學方法證明。我們精神科的同事表示，好脾氣是非常難被量化。」也許只要研究者願意多了解患者的人生經歷，許多我們之前一直錯過的訊息會漸漸浮現。

好心腸的掩飾之下是憤怒與痛苦，不管這人多麼深信那個表象就是真正的自己。三十八歲的喬安是一名美麗的黑髮女子，有一雙明亮、憂傷的藍眼睛，在去世前幾個月來到緩和療護科接受末期照護。她原本是舞者，但在跳舞時四肢突然莫名其妙不聽使喚，這是她罹患漸凍症最初的症狀。她對自己的肢體天生就能流暢多變地舞動很自豪，對她來說沒有什麼比漸凍症帶來的打擊更大。她說：「我寧可死於某種可怕的癌症。」她已經處於漸凍症末期，希望我答應到時候會終結她的性命。我向她保證不會讓她感受到疼痛或無法呼吸，這是我謹守良知所能給她的承諾。

照顧將死之人會讓你很快對他們有深入的了解。喬安和我聊了很多，有次她告訴我：「我從小就經常夢到自己被活埋。我躺在地下棺材裡，被關在裡面無法呼吸。三年前被診斷出來後，我去漸凍人協會的辦公室了解更多資訊，牆上有張海報寫著：『得了漸凍症就像被活埋』。」

我不認為喬安這個一再出現的惡夢是巧合或超自然預言。孤獨、受困、絕望、求助無門，這些意象都是她小時候內心的寫照。她和父母或兄弟姊妹在一起時從未感受過真正自由地活著。我只能猜測是經過了多少代傳承下來的壓力，最終造成她在原生家庭的處境。在她死前，父母和兄弟姊妹沒有一個人來探望她。全心照顧她的醫護人員是她新的家人，伴她度過在世的最後幾週，一直到她嚥下最後一口氣。她臨走前那幾天都陷入沉睡，我兌現了承諾，她離開時沒有受苦。

史蒂芬·霍金在公眾心中是當代的愛因斯坦，或許會有專家質疑這點，不過他聰明、想法有原創性、思考不設限，這些都是無庸置疑。他才二十歲就有輕微的語言障礙，但卻以堅毅不屈的意志努力生活和工作，這令世人敬佩不已。一九六三年他被診斷出漸凍症時，醫師評估最多只能再活兩年。他有次性命垂危，在前往瑞士的途中感染肺炎、陷入昏迷。但是確診後四十年，儘管已經全身癱瘓，只能坐輪椅、身體完全無法自主移動，他照樣出版了第二本暢銷書。儘管無法用自己的聲音說話，他依然到處受邀演講，馬不停蹄地飛往世界各地，並榮獲許多項學術殊榮。

雖然偶有例外，但漸凍症的進程多半是可以預測的。多數患者診斷後都活不過十年，很多人沒幾年就走了。極少數人從看起來像是漸凍症的疾病中康復，但像霍金在漸凍症的摧殘下活那麼久真的是特例，而且他不但照常工作，還成就非凡。是什麼讓霍金能夠超越令人絕望的統計數字，使醫界大惑不解？

我們不能只把霍金的故事視為一種臨床現象，應該還要考慮他的生命歷程和感情關係。他能夠如此長壽，足見他鬥志頑強，不讓自己被疾病擊垮。我同意年輕的霍金擁有大多數漸凍症患者缺乏的無形資源。因為漸凍症摧毀人的身體卻無損智力，思想家是最適合這種「精神生活」的人。霍金就算身體衰退，也無損他所扮演的角色，反倒可能強化了他的角色。而他在被診斷出漸凍症、身體變得虛弱之前，雖然天賦才智出眾，生活卻沒什麼目標。

霍金在認知和數學這方面一向有很強的能力和自信，卻總是在意自己的身材。《霍金傳》的作者寫道：「他很古怪、彆扭、身形瘦弱，身上的學校制服永遠一團糟，他的朋友還說他講話都含混不清。……他就是那種會被全班取笑的小孩，甚至被霸凌，是一些人私下看重，但大多數人都會迴避的對象。」有些人隱隱感覺出他的實力，可是他表現出來的樣子不符合他們的想像。霍金的父親看來是選中他這個孩子來實現自己的企圖，很明顯執意要讓霍金取得自己沒有達到的學術成就和社會地位。其中一項目標是讓霍金進入英國最優秀的私立中學，霍金十歲時被安排參加西敏公學的獎學金考試，「考試的日子到來，霍金卻生病了。他沒有參加入學測驗，因此沒能進入這所英國最好的中學。」

當然有人會覺得他只是很不巧生了病，但我們也能把它看成是這個小孩唯一可以抵抗父母的辦法。霍金的家人很注重隱私，我們無從得知真相為何，只知道後來當他不住在家裡可以隨心所欲時，反而顯得很愛玩而不好學，變得相當懶散，時常與酒精為伍，翹課、不唸書，這些都是大學生消極抵抗的典型方式。有陣子他的學業岌岌可危，還曾經考慮去從軍。他是在診斷出漸凍症後，才開始將傑出的才智專注在研究上：解釋宇宙的特性，將愛因斯坦相對論和量子力學之間的理論差距銜接起來。由於他身體上的障礙，許多其他科學家需要肩負的教學和行政工作，他都不用做。他的傳記作者寫道：「有些人認為他在宇宙學上的巨大成就，要歸因於他比其他科學家有更多可以專注思考的自由。有些人說，發病是他能力發揮的轉捩點，發病之前的他不過是一般的學生。」

後者的觀點很難讓人接受，不過霍金自己承認，他是在發病後才開始努力生活。「我……人生中第一次開始工作，意外發現自己還滿喜歡的。」

很明顯霍金極為幸運，雖然身體上有極大的限制，但還能夠從事自己真心喜歡的工作。

另一個重要的條件，是霍金家人無條件的情感支持與實質照顧。這個照顧霍金的家人是他的第一任太太珍。事實上她甚至決定要為霍金奉獻一生，但她之後就會發現，這麼做會讓自己付出很大的代價。他們倆剛剛認識時，霍金就被診斷出漸凍症，不久後結婚。珍因為自己的個人經歷，很能接受自己要扮演無私奉獻的照顧者。這裡用「無私」這個詞不是隨便說說：珍缺乏一個完整、獨立的自我，所以要她當霍金的護士、母親、守護天使，她都完全認同。她在一九九三年撰寫的回憶錄中說：「我想要找出自己存在的意義，照顧他這個想法讓我好像找到了。」她懷疑自己是否真能勝任這項艱鉅的任務時，朋友們告訴她：「他需要妳，妳就必須做到。」於是她接下了這個任務。

這對年輕人的配偶關係不只是兩個個體在一起，兩人更融為一體，身心靈合而為一。要不是珍以他的生活為主體，放棄爭取自己的獨立，霍金可能根本活不了那麼久，更不用說要取得如此驚人的成就。他的傳記作者表明：「如果沒有珍的協助，他幾乎絕對沒辦法活下去，或者有想要這麼做的意志❼。」

只要珍願意一直犧牲自己，一直單方面給予精神灌溉，這段關係就能維持下去。雖然兩人相愛，但她也會覺得自己被利用。她描述一九六五年時有一件奇怪的事，那時霍金還只是她的未婚夫，她手斷了，包著石膏抵達霍金的公寓，「他正期待我能大大發揮文書處理的能力，幫他打求職信。我左手的白色石膏讓外套鼓起來，走進房裡時他一臉驚愕，失望的心情寫在臉上，讓我完全不再奢望會看到他表現任何一丁點同情。」

這個事件是他們關係的縮影：珍扮演著母親／保母的角色，隨時都在，默默付出、順應對方，所做的事被視為理所當然，只有在沒人做的時候才會被注意到。她陪霍金到世界各地，每天都有無數難關要克服，等到許久之後，霍金成為全球知名的高收入作家，情況才稍微好轉。她覺得自己漸漸在消失，被榨乾了，只剩「易碎的空殼，孤單又脆弱」，甚至有自殺傾向。霍金則是對她想爭取獨立表示不屑，甚至像被母親拋棄的小孩一樣感到憤怒。最後，一位護理師取代珍，離開原本的先生和霍金結婚。珍也找到另一個對象，因為有這段婚外情的支撐，她才有辦法在和霍金最後幾年的婚姻中，繼續照顧他。

霍金能存活下來除了因為他的工作、前妻不遺餘力的支持，可能也和另一件事有關：他的病釋放了自我主張的一面。大多數漸凍症患者的「和善」，不只是生性善良體貼，也是在極端情況中發展出來的。由於主張自我的部分受到極大的壓抑，和善的那部分就被放大到一種不太健康的程度。

如果有必要，我們在捍衛自己的界限時態度可以變得堅定，也應當如此。霍金對自己智力的信心，讓他有餘地展示強勢的一面，尤其是在身體開始衰退之後。珍在回憶錄裡表示「很奇怪的是，他的步伐越不穩，他的意見就越堅定、越強硬。」

霍金和其他我們所看到的漸凍症患者一樣，性格上有強烈的壓抑。看起來在他的原生家庭裡，適當展現脆弱和情感交流是很罕見的。晚餐時，他們一家人在餐桌上吃飯並不會交談，而是各自埋首於眼前的讀物。霍金小時候住的屋子疏於打理的程度，已經不只是怪可以形容的，顯示父母情感很疏離。他的傳記作者敘述：「不管是他的母親，還是父親，似乎都不怎麼在意家裡的狀況。地毯和家具用到破掉才換，壁紙因為貼太久而脫落也不管，走廊上和門後的牆上多處石灰脫落，留下坑坑洞洞。」

他的傳記作者還寫到他父親和他關係疏遠，「在他的童年和青春期中缺席」。根據珍的描述，霍金一家認為「表達情感或感激，是一種懦弱、失控、自我矮化……很奇怪，他們似乎對於展現溫暖的一面感到羞愧。」

霍金和珍結婚後，他的家人不再積極照顧他，這件事讓珍感到難以理解，更不用說是接受。她除了有照顧先生的責任，還要照顧三個小孩。霍金不願承認自己的病帶給她很多壓力，她也順著他的意思，這表示她從來沒有喘息的機會。她回憶道：「我瀕臨崩潰，但任何提議只要可能意味他得為自己的病讓步，他都堅決反對。這些提議或許能減輕我和孩子的負擔。」他就是不願意討論問題，把所有隨之而來的壓力都留給珍去承受。珍說：「他一向不喜歡承認自己的情緒，他將我的情緒看成是不理性，認為這是我性格中的致命傷。」她嘗試想從婆家那邊得到支持，卻不被理解、被冷漠以對，甚至對她有敵意。婆婆曾告訴她：「珍，妳要知道，我們從來沒有真的喜歡過妳。妳不適合我們家。」當時，她已經默默在霍金身邊照顧他數十年。

不知道各位讀者是否從這一章看出，漸凍症患者有壓抑情緒的傾向？是否看出漸凍症與童年的情感孤立和匱乏有關？是否看出雖然不是絕對，但大多數漸凍症纏身的患者都過著有壓迫感的生活？

身心觀有助漸凍症患者徹底直視自己的痛苦現實。在一些罕見的情況中，被診斷為漸凍症的患者似乎復原了，這點值得我們去探討原因。克里斯蒂安．諾斯魯普醫師在《女人的身體，女人的智慧》中提到一例：

黛娜．強森是我的朋友，同時也是護理師，她透過重視身體的每個部分，甚至從漸凍症康復。

患病後過了幾年，她開始無法控制呼吸肌和其他部位。她覺得自己會因呼吸困難而死。但是她當下決定死前至少要體驗一次無條件愛自己的感覺。她形容自己是「一杯放在輪椅上的果凍」，每天坐在鏡子前面十五分鐘，選擇一個身體部位去愛。她先從手開始，因爲到了這時候她眞正欣賞的部位只剩手。接下來每天都換不同的部位……

她也寫日記紀錄這段期間的心得，並體悟到自己從小就認爲，如果要爲他人付出、爲人所接受、讓自己有價值，就得犧牲自己的需求。直到這場病威脅到性命，她才明白爲了成全他人一味犧牲自己，是在自尋死路❽。

根據諾斯魯普醫師的描述，她的朋友是透過每天有意識練習自我情緒分析、練習愛自己，一點一點讓身體各個部位「解凍」，最後能夠痊癒。若我剛從醫學院畢業讀到這樣的故事，我會毫不猶豫否定這件事的可信度。即便現在，我受過科學訓練的部分，還是希望能看到這位患者有被診斷出漸凍症的證據。

但我現在不會覺得諾斯魯普醫師的描述不可能是真的。它和我對漸凍症的了解相符。艾莉莎的故事有段值得一提的插曲：這位老師的先生無法接受太太被診斷為漸凍症，而以下這段敘述暗示了事情本有可能往另一個方向發展。心理學家高登．紐菲德只有一次有機會和她單獨談話，沒有她先生在一旁。紐菲德博士說：「我非常確定她帶著情緒包袱，而已經沒有活力了。那次會談進行了兩個小時，先生沒有在旁邊。她為自己的人生和罹病感到悲痛。結果這讓她有很大的變化，她談完後，接著物理治療師見到她，非常驚訝她的肌肉彈性改善很多。但後來都沒有機會再跟她單獨會面，沒法再讓她來跟我談。她已經關上了心房。」

第五章　永遠不夠好

三十九歲的蜜雪兒，乳房腫塊已經伴隨她七年，雖然會週期性變大、縮小，但她和她的醫師都覺得沒必要擔心。「結果有天突然變很硬、發熱，一夕之間長大。」切片結果是惡性腫瘤，蜜雪兒覺得自己知道原因，是因為壓力。她說：「我快被生活搞死前，都還沒事。後來我辭掉工作，完全沒有收入……我當時情緒狀態很糟，同時遭遇很多打擊，不只有經濟問題。」蜜雪兒做了乳房腫瘤切除術，所幸癌細胞沒有轉移到淋巴結。後續進行化療和放射治療，過程中，沒有一位醫師問過她，她在得到癌症前，有沒有什麼精神壓力，或是生活中有什麼問題無法解決。

乳癌患者常表示，醫師不會主動想要了解他們個人，或是關心他們的社交和情緒狀泰。他們的醫師假定那些和病因或治療都沒有太大關係。

《英國醫學期刊》曾報導一項歷時五年的研究，以兩百多位女性乳癌患者為研究對象，試圖了解像是離婚、喪親等重大變故，是否會導致乳癌復發。作者的結論是：「女性乳癌患者毋須擔心生活壓力會促使乳癌復發❶。」多倫多大學教授唐娜．史都華（Donna Stewart）是大學健康網絡（UHN）婦女健康計畫主持人，她對這項研究結果的評論是「很合理」。

史都華博士等人二〇〇一年在《心理—腫瘤學》期刊發表過一項研究，詢問近四百位曾得乳癌的女性，覺得自己為什麼會罹癌。四成二的受訪者認為與壓力有關，遠高於飲食、環境、遺傳、生活方式等因素❷。史都華博士說：「我想這也反映了社會現況，大家以為什麼都是壓力造成的。與壓力有關的證據很少，與荷爾蒙和基因有關的證據很多。」

許多女性和蜜雪兒一樣，懷疑自己得到乳癌和壓力大有關係，而科學和臨床見解是站在她們這邊的。其他癌症的研究都不像乳癌一樣，曾被仔細檢視心理因素和發病的潛在關聯。在動物實驗和人類的經驗當中，有大量證據支持乳癌患者的看法，認同情緒壓力是誘發乳癌的主因。

和史都華博士等人所言相反，「與基因有關的證據」並不多。僅有少數女性帶有乳癌的高風險基因，而且女性乳癌患者中，僅有約7%是因為基因得病。就算有先天遺傳因子，一定也受到環境因素影響，因為並非每一個有與乳癌相關基因的人，都會長出惡性腫瘤。在眾多患有乳癌的男男女女中，遺傳的影響微乎其微。

要將情緒和荷爾蒙區隔開來，是有些奇怪。荷爾蒙確實會促進或抑制腫瘤生長，但是荷爾蒙和壓力不是完全沒有關係。事實上，情緒影響生理的其中一項主要方式，就是透過荷爾蒙的作用。有些荷爾蒙會刺激腫瘤生長，比如雌激素；有些荷爾蒙則會讓免疫系統功能低下，無法摧毀癌細胞，促使癌症形成。

心理壓力會影響荷爾蒙的分泌，兩者關係密切。女性都知道，情緒壓力會影響卵巢功能和月經週期，壓力過大甚至可能導致月經沒來。

內分泌系統和大腦的情緒中樞密不可分，也和免疫系統、神經系統相互連結，它們不是四個各別的系統，而是一個「超系統」，作為一個整體在運作，保護身體免受外來物質侵犯，讓內在生理狀況免受干擾。無論是急性壓力或慢性壓力，只要是壓力刺激，都不可能只作用於超系統的其中一個部份。任一部分產生變化，整體都會受到影響。我們會在第七章說明此系統如何運作。

情緒也會直接調節免疫系統。我們先前提過的自然殺手細胞（NK細胞），是很重要的免疫細胞，美國國家癌症研究院的研究發現，乳癌患者如果會表達憤怒、會採取反抗的態度，而且有較多社會支持的話，身上的NK細胞比較活躍。NK細胞會對癌細胞發動攻擊，並摧毀癌細胞。因此相較於自我主張不強、社會支持連結少的女性，上述的乳癌患者擴散程度明顯較小。研究人員發現，比起疾病本身的嚴重程度，情緒因素和社會參與更能影響生存率[3]。

許多研究，例如《英國醫學期刊》的報導，僅從外來刺激的角度討論壓力，並沒有討論到個體的差異。壓力是發生在活生生的人身上，每個人天生的脾性、人生歷程、情緒模式、物質與心理資源、社會與經濟支持，大不相同。就像第三章所說，每個人的壓力源並不是都一樣。

在多數乳癌案例中，患者面臨的都是隱性的慢性壓力。這些壓力源自童年經歷、早年建立的情緒模式、無意識的因應方式，這些隨著年齡增長逐漸累積，容易讓人生病。

蜜雪兒在酗酒家庭中長大，她的雙親都酗酒，早期經歷形塑了她面對生活的方式，她認為自己會罹癌與此有關。多年來，她處理事情的方式都會無意中加重自己的負擔，比如她會優先照顧別人的情緒，而忽略自己的。她說：「我父母一直讓我很困惑，我覺得我會得癌症跟這有關……我相信父母也是盡他們所能在愛我們，我知道他們盡力了，但是這種親子關係和家庭環境讓人非常混淆，因為他們酗酒，到現在都還是。他們的愛，卻讓人感覺不是愛。」

過去數十年的研究顯示，有以下情況的女性，比較容易形成乳癌：童年時期與雙親情感隔閡，或是受到其他因素干擾；習慣壓抑情緒，尤其是憤怒的情緒；成年後缺乏社會關係的扶持；總是無私奉獻，一直在照顧別人。心理學家曾在一項研究中，訪問入院做乳房切片的患者（在病理報告還沒出爐之前）。研究者單從患者的心理因素，就能推斷對方是否有癌症，準確率高達94％❹。在另一項德國的研究中，找來四十位罹患乳癌的女性，以及四十位年齡、病史、生活方式都與之相仿的對照組。研究者一樣從對方的心理層面，就能判斷出哪一位才是有罹患乳癌的人，準確率高達96％❺。

一九七四年英國一項研究發現乳癌患者最大的共同點是「極度壓抑憤怒」。研究人員把一六〇位接連到醫院做乳房切片的女性找來，一一做深度訪談，並讓她們填一份自填式問卷。為了確認受試者所言屬實，也分別另外訪問了受試者的伴侶或其他家人。心理測驗是在切片檢查前做的，所以受訪女性和訪談者都還不知道診斷結果。「我們最重大的發現，是乳癌和行為模式有重要關聯。多數情況下是極度壓抑憤怒，年過四十的患者則是會極端壓抑其他感受❻。」

另一份針對女性乳癌患者的心理分析評估，也得到相似的結論。研究中的患者「無法正常釋放或處理憤怒、愛挑釁、（藏在善意外表下的）惡意。」研究者認為患者無法解決的矛盾，「表現在否認和不切實際的自我犧牲❼。」

美國國家癌症研究院的珊卓・利維（Sandra Levy）博士及其團隊，針對乳癌患者，研究其自然殺手細胞的活動，與情緒應對模式之關聯。結論是：「壓抑憤怒以及被動、隱忍的回應方式，與疾病的後果有關❽。」

壓抑憤怒會增加罹癌風險，最現實的原因就是會使生理壓力增加。如果無法覺察到自己界限被侵犯了，或無法在覺察到時堅定自己的立場，就會一再經歷壓力帶來的傷害。在第三章談過，壓力是個體感知到身體上或情緒上的威脅時，產生的生理反應，不論個體是否立即意識到。

「我跟每個我認識的癌症患者一樣，想到的第一件疑問是：『我做了什麼得到這樣的報應？怎麼會是我？』我做錯什麼了嗎？我每項都確認過了。得到乳癌的人不應該是我。我餵小孩喝母乳到快兩歲，我很少抽菸，只有年輕時抽過，我沒有酗酒，我運動，會注意脂肪有沒有攝取過量。這種事不應該發生在我身上。」說話的人是安娜，三個孩子的母親，八年前四十多歲時發現乳房腫塊。她有其中一種乳癌基因。

即便在這種少數有遺傳因素影響的案例中，是否會罹患乳癌也不光是由遺傳決定的。DNA檢測的結果顯示，安娜從父親那裡遺傳到乳癌基因，其他親戚也有相同基因，還比她年長，卻沒有形成乳癌。她相信是壓力讓她的乳癌形成。她的第一任先生是商人，在婚姻對她情緒虐待。在這段關係結束之前，她還受到身體虐待。「如果要我說我為什麼罹癌，我會說是因為我讓自己在那段婚姻中被毀掉。我有好幾次差點自殺……」

「我不夠看重自己。我這樣夠好了嗎？這樣你會愛我了嗎？我覺得好像在跟我媽結婚。他跟我媽一個樣。我對他來說永遠不夠好。現在回想會覺得，我怎麼有辦法待在那種婚姻裡？我在治療師那裡因為這件事哭得很慘。我怎麼能對自己的靈魂做這種事，已經傷到了靈魂。我傷害了我自己，也傷害到我的身體。」

「最後，我覺得我在自己的世界裡慢慢消失。我一天要吃八種處方藥，有抗憂鬱的、抗焦慮的、安眠藥、止痛藥、胃腸藥。要不是死掉，要不就是逃出去。這個時候自保的本能出現，帶我逃出去。」

安娜的行為符合「不切實際的自我犧牲」，也就是前述那項乳癌患者的心理分析研究中提到的。她有三位兄弟姐妹，四個孩子中，唯有她照顧八十幾歲的父親。

「他會讓我心軟。他有困難的話，我會很難過。他會打來說：『我好孤單，今天沒地方去，也不知道要幹什麼。』我姐很沒品，她說：『那是他的問題啊，他有無數選擇和機會。』」

「一年半前我要他申請一個月的喘息服務，結果我們大吵了一番。他那時候住院，我每天都在醫院待整天，在那裡一直坐、坐好幾個小時。後來可以出院了，我覺得我已經照顧他到精神崩潰，我拿出王牌：癌症，當著社工還有大家的面，跟他說：『爸，你聽我說，我得了癌症，我需要照顧自己。我沒辦法一直這樣照顧你。拜託你（說到這裡我已經哭了，因為我是家裡的愛哭鬼），拜託，請在這裡住一個月。』他說：『不要，為什麼要？我不想去。』」

「社工跟喘息服務的負責人跟他說：『沒有人想住養老院。你能不能為你女兒想想？你看，她在哭，她過得很苦。她也要跟先生在一起；她需要休息。』他說：『不要，我為什麼要？』」

「我做切除雙乳手術的時候，問我弟和我姐，能不能幫忙照顧爸爸。我說：『我這幾個月，沒辦法讓他來家裡吃晚飯。我需要休養。』結果不到十天，我爸還是來我家吃晚飯，因為沒有人理他，他們根本沒發現。」

「妳對妳爸扮演的是母親的角色。這也是為什麼他會覺得，妳做的都是理所當然。母親是被當作理所當然的存在，就跟天地一樣，本就應該在那。」

「對。我弟也是，我對他也像媽媽一樣。他打電話來時，我孩子會說：『唐恩叔叔一定有問題，因為他又打來了。』他有憂鬱症，有過幾段難以想像的感情關係。他一有問題就跑來我這，然後又好幾個月不回電話，打擾不得。」

「我在做化療的時候，他來過一次。有天我們坐下來談，那時候離我確診過了一年半，已經做完化療。那是我第一次清楚地向別人說出自己的需求。我說：『唐恩，我需要你幫我個忙。我去癌症中心檢查的時候，你要問我結果怎樣。這對我很重要，我去了之後，我要你問我情況如何。』他往後躺，說：『我也需要妳幫我個忙。』然後開始不停說他跟哪個女生搞到快分手了。我就坐在那裡，心想他真的什麼都不懂。所以你說得對，那一刻我終於瞭解，我就是一個媽媽。」

安娜一直覺得被母親拋棄，她母親對她姐姐偏心。她說：「我沒有媽媽。我媽根本不喜歡我，所以我沒辦法再失去我爸。就算是小孩，也夠聰明，知道不能沒有父母。但我爸愛我的方式有問題。」安娜注意到從青春期開始，父親總是色瞇瞇看她，尤其會看她的胸部。

「我從他身上注意到某個東西，這是我花了大半輩子都在否認的，一直到後來我開始去諮商。就我所知，他沒有對我做什麼，但他卻想要做什麼。他看起來……有強烈的情慾，對一個十一、二歲的女生……我對男人的一切反應都極為敏感。但是一個年輕女生，要讓自己相信，自己的爸爸會那樣感覺，是很困難的事。我的意思是，老天，你會找一萬個理由，騙自己那不是真的。但是像我姐，我爸在的時候，她就不會穿著T恤出現。」

「我爸可能是唯一一個不知道我切除乳房的人，我沒跟他說。我覺得也不會有人跟他說。他只知道我因為癌症做了手術。他問史蒂夫（安娜的第二任先生）：『跟乳房有關嗎？』史蒂夫說：『對，是之前那個病的後續。』我爸沒跟我說什麼。我化療期間，他對我很無禮、很惡劣。他會跑來我家門口，然後說：『去把假髮戴上，妳這樣不好看。』我會說：『你知道嗎？我非常、非常不舒服，而且我才剛從床上爬下來開門。』只是我語氣不會那麼平靜，我根本是抓狂。」

「我最近開車載他回家，他說：『我得跟妳說一件事。我知道不應該找妳說，但是我沒有別人可以找。』然後他開始說（他八十二歲了），他說他女友不想跟他上床。『男人會有需求。』很早他就教過我這件事。他直接跟我說，先生想上床的時候，做太太的絕對不能拒絕，因為如果拒絕，先生就有權去找別人上床。性愛是老婆的義務。現在他又跟我說，女友不跟他上床，但他有需求，該怎麼辦。我坐在那裡想，這真的很不妥，你不應該跟自己的女兒講這種事。」

「妳會在意……妳可以說：『爸，我不想聽。』」我說。

「但這樣會讓他很難堪。他會很羞愧，覺得自己做錯什麼。不讓他羞愧是我該做的事。」

「什麼時候必須說『我不要』，對我來說很陌生，不管是在什麼情況。我會選擇說謊，會不接電話，會說『我要去西藏，沒辦法參加。』什麼都行，就是不會說『我不要』。如果想不到要說什麼謊，就一律答應。」

成年壓力與童年經歷直接相關。有可怕的童年經歷，成年後不一定會比別人有更多嚴重問題，但是在成長過程中，他們的適應能力會被損傷。壓力不會憑空出現。相同的外在事件，發生在不同人身上，產生的生理影響大為不同。一個情緒整合完善、有家人扶持的人，和一個孤單的人，就像治療前的安娜，因為童年制約長期受罪惡感折磨，處理家人問題的方式，會明顯不同。

有位乳癌患者在自填式問卷中對於自己童年經歷的回答，很可能會讓研究人員誤判，這人就是美國前第一夫人貝蒂・福特。福特夫人在自傳《生命中的時光》（The Times of My Life）中，勇敢地寫下自己的酗酒問題，以及在她先生、小孩和其他人介入下，努力復原的經過。她也很坦率地揭露她被診斷以及治療乳癌的過程。但是從她書中的描述，談到童年，她仍帶著玫瑰色眼鏡。有些人為了表現出和父母在一起幸福快樂的樣子，會壓抑自己的感受，福特夫人就是典型的這種人。

貝蒂．福特嫁給一位正直但野心勃勃的政治人物，丈夫的政治生涯主宰了她的人生，而她在這段夫妻關係中，情緒是被剝奪。「我好像在鼓勵我先生喝酒。他太保守了，想要讓他開口說愛我都很難，求婚時他說的是：『我想娶妳。』」許多年來，她都為下背痛所苦，被診斷為「骨關節炎」，靠止痛藥和鎮定劑治療。為了減緩身體和情緒上的痛苦，她喝酒喝得兇。福特夫人形容自己常會自我懷疑，無法堅持自我主張：

我相信，傑瑞變得越重要，我就越不重要。我越是讓自己像一張腳踏墊（我知道孩子們這麼看我），越替自己感到可悲。我在這世上不也曾是某號人物嗎？在我心底，可能並不眞的相信，自己曾是某號人物。我與瑪莎．葛蘭姆的事業不是很成功——我有舞蹈天賦，但不是優秀的舞者。而且自信心很容易動搖。

我很難接受別人是眞的喜歡我這個人，我也很清楚自己沒有大學學歷……

沒受過高等教育、不及我母親的一半。我用難以企及的模範——瑪莎和我母親——來衡量自己，然後相形見絀。這些都是酒精的絕佳配方。

我母親是很優秀的女性，堅強、善良、有原則，從來沒讓我失望。她也是完美主義者，試著將她的孩子塑造得很完美。她從來不會將她的困擾帶給我們，她會一肩扛起它們。她是我的最佳典範，所以當我無法肩負困難的時候，我看不起自己。無論我再怎麼努力，都不可能達到自己的期望[9]。

前第一夫人的這些自我揭露，顯示她在某些方面似乎受到蒙蔽——她經歷童年的方式、她和母親的關係，還有她很少提到的父親。這些都形塑了她的性格和應對方式。她沒看出為了先生的需求和期望（變成「腳踏墊」一樣的存在），而放棄自己，是童年制約造成的。她小時候養成的情緒壓抑、對自我的嚴厲批判、完美主義，不僅僅是「酒精的絕佳配方」，也是乳癌的「絕佳配方」。

第六章　媽，妳也是一部分

貝蒂．克勞茲（Betty Krawczyk）在她的第二本回憶錄《把我關起來或放我走》（Lock Me Up or Let Me Go）中，曾寫到她的女兒芭芭拉，二十七歲時因乳癌過世：

我上一次偏頭痛是將近三年前，在緩和療護科，芭芭拉的主治醫師跟我說，我應該讓芭芭拉知道，她想離開人世的話是ＯＫ的。

醫師用溫和的語氣說：「她希望妳能允許她離世。」我們在另外一個小房間，那是特別留給我這種人的，全世界最惡質的那種人。

「說什麼屁話啊！」我朝他破口大罵，他的建議讓我感到震驚、恐懼。「她沒有得到允許！我不准她死……」

我整個人已經崩潰，大哭不止。醫師耐心等我哭完，他很習慣面對這種反應，那是他的工作。

「克勞茲女士，妳應該知道，芭芭拉的痛苦現在只會隨時間不斷增加。」

「她沒有覺得痛苦！她點滴還吊在手上，早上才跟妹妹和爸爸講話，昨天還有朋友來看她，她還抱著兒子，跟兒子說話……」

「那是她給大家的臨別禮物，跟她愛的人告別。只剩妳還沒跟她告別。她現在想跟妳說再見，她希望妳能允許她離開人世……」

「拜託不要！你以爲自己是誰？神嗎？你怎麼能確定她的時間已經到了？」

我別無他法，只能開始哀求醫師：「再給我幾天時間，拜託。拜託你再幫她打點滴……」

「她不想打點滴。妳要堅強一點，給妳女兒她現在需要的。她需要妳幫她，讓她走。妳現在唯一能幫她做的，就是讓她走。」

我頭痛欲裂，痛到我覺得自己可能比芭芭拉更早走，但是沒有……。隔天傍晚，我……已經恢復不少，能告訴女兒，如果她累了、想離開了，我不會再想辦法留住她。她握著我的手跟我說，不管她去了哪裡，她都會在那裡等我。當天清晨，她在我懷中辭世，妹妹瑪麗安也抱著她，還有爸爸也在身邊❶。

我就是那個緩和照護科的醫師。我清楚記得，蜷縮在窗邊病床上的芭芭拉，是電梯出來、走廊右手邊第一間病房的病人。癌症末期讓她形容枯槁。她話很少，看起來很憂傷。我對她的過去一無所知，只知道跟病情有關的必要資訊。她被診斷出發炎性乳癌，好發於年輕女性，預後情形非常差。她拒絕再接受任何傳統醫療，考量到她病情的嚴重程度，這個決定還算合理，但是相當少見。做這樣的決定，不會單純是因為接受醫學事實，我感覺這位年輕患者有很深的孤立感，似乎從小就是如此。有時我會想要輕輕把她攬在懷中安撫她，像抱嬰兒或小朋友那樣。

貝蒂的回憶錄裡寫到的那天早晨，我巡完房，和芭芭拉聊了一下。她問：「我還有多久時間？」

「沒有多久。妳怎麼想？」

「我已經受夠了。你有給我會讓我活著的東西嗎？」

「只有點滴，不吊點滴妳過一、兩天就會死。妳希望我們停掉點滴嗎？」

「我媽沒辦法承受。」

「我感覺妳總是在替她想，妳可能很難真正照自己想要的做。但是妳不用再替她想。如果只替自己想，妳會怎麼做？」

「我會拿掉點滴。」

「我了解妳媽媽的感受。對父母來說很難，我只能想像那該有多難受。但妳現在是我的患者，我主要是對妳負責。如果妳願意，我可以跟她談。」

我最近又和貝蒂．克勞茲見面，談她女兒的事。芭芭拉死後，我們短暫交談過，當時貝蒂很悲傷，想要理解女兒為什麼會比她早走。不久後，我收到她的第一本回憶錄《克拉闊特灣》（Clayoquot）。書裡扉頁上寫道：「我寫的書，書裡解釋了我和女兒的關係，她四月三十日在您那裡因乳癌辭世。」讀完後，我邀請貝蒂為本書接受訪談。結果，她剛寫完本章開頭引用的那幾段，正好也想要找我談。她希望我可以幫助她更瞭解芭芭拉過世前那半年講的事情。

貝蒂是環保激進人士。她第一本書書名克拉闊特灣，是加拿大西岸享譽國際的雨林保護區，幾年前面臨伐木業的威脅。二〇〇一年九月，七十三歲的貝蒂，在跟伐木業的抗爭中，因蔑視法庭命令，被關押四個半月。

《克拉闊特灣》大多是在描寫她作為環保鬥士的經歷，不過也生動寫實地講述了她的個人生活。她有過四個先生、八個小孩，生活多彩多姿。貝蒂現在是朱利安的監護人，朱利安是芭芭拉的兒子，母親過世時他才兩歲。

芭芭拉在生命中的最後六個月，發洩了對母親積藏已久的怒氣。貝蒂就是想了解芭芭拉對她的憤怒從何而來。

貝蒂生於路易斯安那州南方，她說當時那裡「幾乎等於是一個大沼澤」。她在書中寫道：「我並不是從小就被教育成抗議人士。我被教育成一個南方鄉下的貧窮白人女性[2]。」

除了明顯的情感獨立，年輕時的貝蒂有「可怕的惡夢和黑暗中不安的想像」。她很早離家，嫁給「第一個來求婚，能證明自己有經濟能力的成年男性」。不久，她離開先生，不過已經生了三個孩子。「他有處女的蒐集癖，我們婚後，他還是停不下來，最後變得太超過。」

接下來的二十年，她有過三段婚姻，生了五個孩子。芭芭拉是她的第七個孩子，在一九九六年貝蒂移居加拿大前不久才出生，當時她「帶著六個孩子」，而她的第三段婚姻正面臨破裂危機。在大學任教的先生，是情感疏離的工作狂，也愛喝酒。她寫道：「我不喜歡他醉酒的樣子。他會無比自以為是、愛罵人。所以我發現，自己會避免參加以前會去的社交活動，變得更憂鬱……我開始會看著他，懷疑他到底是誰……我還以為在這裡的第一個冬天，永遠不會結束，春天永遠不會到來。其實春天從沒來過……我想，在那個永不到來的春天，最難過的兩個人就屬我和我的小孩芭芭拉了。」

貝蒂離開這段婚姻的方法，就是和他先生系上的主任墜入愛河，同他搬到加拿大西部卑詩省。芭芭拉大多成長於此，不過她們有時會在加拿大東岸和西岸之間、在美國和加拿大之間移來移去。但貝蒂的第四段婚姻一樣以失敗收場。

芭芭拉從小身體虛弱，是個敏感的孩子。她四歲時開始出現嘔吐的症狀，始終找不出原因。後來幾年也斷斷續續發作，貝蒂現在覺得，這應該跟女兒生活中的壓力有關。芭芭拉後來藥物成癮，會自己注射止痛藥和鎮靜劑。診斷出乳癌前，她正在戒藥癮。她因為沒有經歷過安定的生活，她無法和男性建立長久的親密關係，會不停換對象。她二十五歲生下朱利安，但她隨後結婚的對象，已不是孩子的父親。貝蒂說：「那段婚姻維持沒多久。馬丁不太能適應婚姻，還有多一個繼子。」

芭芭拉相當聰明、敏感、有創造力。她是一名舞者，成立過兒童芭蕾教室。發現罹癌時，她邊照顧朱利安，邊在溫哥華教芭蕾。

「她跟我說她照了乳房X光攝影，醫院那邊希望她做乳房切除術。她不願意接受。芭芭拉腦袋很精，她查了這種癌症的所有資料，研究了美加地區她這個年齡層的人，接受治療的結果。她不喜歡她看到的結果。她說：『我不要經歷那些。我不想生病，我不想要身體被切掉，我不想做化療。我要做全人治療，盡力和癌症共處。』她請我和先生支持她的決定，盡量不干涉她。」

「妳有什麼感想？」

「糟透了。我馬上就想做點什麼。我試著逼她找其他選項，她非常非常生氣又固執，對我大吼，她以前沒有吼過我。她走前最後那段時間，大概有半年，都對我很生氣。她以前不會一直生氣，如果生我的氣，只會說：『媽，沒關係，妳要這樣想就這樣想。』然後把門甩上之類的，但就只有這樣。」

「那不太算是憤怒的表現，頂多是挫敗和沮喪。」

「她老是因為一些原因覺得我傷害到她，可是我不知道為什麼。我覺得我對這個小孩來說，是很糟糕的媽媽。我的個性很容易讓她受傷。」

「妳流了很多眼淚。妳還在覺得愧疚嗎？」

「可能比較是覺得，為什麼她沒生在有人可以好好照顧她的人家。她是個很特別的孩子，對這個世界很敏感、很有想法、很溫柔。」

「很溫柔……她小時候是個怎樣的孩子？」

「她非常早熟。我帶她到哪，大家都會說她舉止很成熟，還有……我不想說她是小大人，她有她對成人世界的理解方式。」

「那情緒方面呢？」

「情緒方面？她很親切，是很有愛心的孩子，個性很溫和，大家都很喜歡她。她一直都是最受老師疼愛的學生，但其他小孩好像也不會討厭她。」

「妳知道有沒有人想傷害她嗎？」

「有發生過一件事。我們去路易斯安那探望我媽和我妹的時候。我妹有四個兒子，有一個比芭芭拉大一歲，也比她大隻。芭芭拉那時候大概十二歲，她沒跟我說這件事，是我們回到加州，她才跟她妹妹瑪格麗特講。瑪格麗特來跟我說，她們這位表哥想要爬到芭芭拉身上。當時家裡沒有其他人，芭芭拉很生氣。我記得我問瑪格麗特：『她為什麼不來跟我說？』她回說：『她覺得表哥是妳妹妹的孩子，這樣會害妳們吵架。』」

我和貝蒂接著談到了芭芭拉的病。芭芭拉確診罹癌時，貝蒂正在競選綠黨的省議員。她後來辭掉候選人，專心陪生病的女兒。我問她做這個決定會不會很難。

「不會很難。我感覺我們需要彼此，但是我的個性有些地方，老是讓她感到生氣。我的聲音太大，動作太浮誇。我對她來說需要承受的太多了，我只能這樣講。我太大聲、太武斷、動作粗魯，而她卻很細緻。她跟我個性相反，她喜歡思考、喜歡安靜，會試著用比較全面的觀點去看其他人。」

「聽起來好像她希望妳不要那麼愛批判。」

「她老是說我愛批判。我才待一下下，她就會叫我走。她每次對我感到厭煩都會告訴我。她會需要休息，是因為我讓她覺得很累。」

「她過世前幾個月嗎？」

「對。」

「妳覺得是為什麼？妳不可能讓她覺得很累，沒有人會讓別人覺得很累。」

「我的個性一下就讓她覺得累，太激烈了。」

「一個人在什麼時候會覺得累？」

「一直工作的時候。所以你覺得，她跟我在一起的時候，像在工作。」

「妳在身邊時，她需要很費勁。」

「原來……」

「我現在要說的話妳可能會覺得怪。一般人的心胸可能沒那麼開闊，能承受聽到這些，但妳是一個一生都在追尋真理的人。芭芭拉來到妳生命中的時候，妳的生活一點都不安定。」

「沒錯。」

「妳懷她的時候，跟丈夫的關係已經快到盡頭，妳感到很孤單。妳不覺得自己是有家室的人，然後開始發覺身邊這個男的，雖然很聰明，可是情感上讓妳覺得很孤單。妳脫離這段關係的方式，是跟另一個人在一起。然後妳帶著孩子，搭機到加拿大西岸。結果你的丈夫除了芭芭拉，得到其他所有孩子的監護權。一時之間，變成芭芭拉她要填補妳生命中的巨大空缺，從她剛出生的時候就開始了。」

「壓力不一定是我們一般會想到的那些，不必是戰爭、損失金錢、有人過世這種外在壓力，會致病的其實是為了別人要調整自己，所產生的內在壓力。」

「芭芭拉從這個男人身邊換到另一個，顯示她沒有足夠的自我可以依附。一段關係一旦結束，她就得投入下一段，才會覺得自己是好的。藥癮也是同樣道理。」

「她來到妳生命中的時候，是妳在情感上特別需要別人、特別覺得疲累的時候。我猜她思想比較早熟，是因為她沒有能依託的情緒環境，比較聰明敏感的小孩，就會高度發展智力，給自己依託，所以她們有比較接近大人的成熟思想和能力。」

「很有趣。」

「人類大腦某一區域如果發展得比較差，另一區域就會發展得比較好，如果小孩大腦有那個發展潛力的話。芭芭拉為了能讓自己好過一點，發展出很高的智力，我猜是因為她小時候，妳沒能給她當時她需要的情感滋養。」

「我也這樣想。」

「如果家長沒辦法努力維持穩定的關係，就變成小孩要維持。所以她表現得很乖、很早熟、思想很成熟。等她到了開始發展抽象思想的年紀，大約十三、十四歲，大腦裡面這些連結真的產生，她突然就變成妳思考上的共鳴箱。妳們的關係不是建立在她的需求上，而是建立在妳的需求上。有男生想爬到她身上，她沒有告訴妳，是在保護妳。她不讓妳知道，是因為她在替妳著想。」

「她希望能維持家裡的和諧，這不是小孩該扮演的角色。小孩扮演的角色，應該是去跟媽媽說：『那個混帳想爬到我身上！我才不管什麼家庭和諧！』我知道妳會希望她這樣做。我說的這些都不是妳刻意造成的，可能要追溯到妳自己的童年經歷。」

「妳最後那半年在芭芭拉身上看到的，是她開始在建立界限，開始會對妳說不，她以前壓抑的憤怒都傾巢而出。」

「對……」

「我的看法是這樣，我看到的癌症患者或其他病患，都不知道怎麼說不與表達憤怒。他們傾向於壓抑怒氣，最多就是說話諷刺，但從來不會直接表達。這可能是源於小時候的需求，想要和父母建立關係，想要維持這份關係。」

「我認為芭芭拉要跟妳維持感情，花了很多功夫。我記得我曾非常謹慎地跟她提起這個話題。她表示有什麼事情正在發生，但她不願意多談。她封閉她自己。我對她來說完全只是個陌生人。她沒有要向我敞開心房。」

貝蒂說：「她不容易敞開心胸。最後那幾個月，她其實會找我來，跟她抽一捲菸，這樣我們就能放鬆聊天。」

「結果怎麼樣？」

「很不錯，因為她會說自己的事。她說：『我覺得我並不知道癌症是什麼，但它就在這裡，降臨在我身上。是我自己招來癌症，讓癌症進到我的身體。』我記得我被她嚇到，我說我聽不懂。她說：『因為它是我人生經歷的一部分。媽，妳也是這癌症的一部分。』」

「你知道嗎？她過世前一晚見到某個人。她說有個男的要來帶走她，她跟那個人說她還沒準備好。隔天晚上她跟我說：『我希望他來——那個男的。』我說：『哪個男的？要幫妳叫醫生嗎？』她說：『不是，是要來帶走我的那個男的，我跟他說我還沒準備好。』但她說她現在準備好了。」

貝蒂最後還有一個問題：「父母為什麼看不到小孩的痛苦？」

「我也問過自己相同的問題，這是因為我們看不到自己的痛苦。我讀了妳寫的書，看得出來，妳其實沒覺察到自己的痛苦，也就不可能清楚看見芭芭拉的痛苦。」

「如果妳以為這只是妳和芭芭拉的問題，妳會更覺得愧疚，但你怪罪自己的事，並不見得公允。事實上，妳也是某個成長環境和某種生活下的產物。妳確定要繼續聽我說嗎？」

「請繼續。」

「妳把《克拉闊特》獻給芭芭拉，也獻給妳『很棒的母親』。妳媽媽或許很棒，可是妳在寫的時候，沒有完全意識到自己對她有多憤怒，還有她傷妳多深。」

「我從來沒覺得不被愛啊。」

「當然妳沒覺得，我也沒有說妳媽不愛妳。但有部分的妳不這麼想，因為妳讓痛苦隔絕在外面。妳是想讓自己看起來沒有自己情感的需求，同時也是在避開受傷的感覺。這就是在壓抑痛苦。」

「妳真正的感覺是什麼？」

「我知道自己以前很討厭妹妹得到關注，她會憋氣讓自己臉色發青。後來她去念護理，拿到護理師證照，生了四個小孩。她有毒癮又酗酒，不到五十歲就因為用藥過量走了。爸媽試著要幫她……我媽用盡全力在幫她。」

「妳一下就變成在幫父母說話。」

「因為我自己也是一位媽媽。」

「我覺得是因為妳是在抵擋父母讓妳感受到的痛苦。妳會做惡夢……」

「如果喝冰茶喝得跟我一樣多，每個人都會做惡夢……」

「惡夢跟我們最深層的焦慮有關。」

「我的惡夢跟我爸有關。我恨他。不久前我跟我哥聊，他以前常被我爸恐嚇。雖然這樣，他還是成為一名航太工程師。他一直都酗酒，但他在他那個領域很傑出。前陣子他說：『貝蒂，妳知道小時候我一直很佩服妳嗎？因為妳不怕反抗爸爸。』其實不是這樣，我怕死了，但我會稍微試著抵抗。」

「妳會做跟他有關的惡夢，還有一個原因是，這些感受妳沒辦法跟妳媽說。」

「要怎麼跟她說？說『我討厭爸爸，我不知道妳到底幹嘛跟他在一起』？」

「不是，只要說『媽媽，我討厭爸爸』。」

「這樣是不行的，聖經上說要孝敬父母。」

「我不是要怪妳媽待在這段關係裡，她有她自己的遭遇。她沒辦法好好反抗、打破現狀。但對小孩來說，媽媽這邊造成的傷害更大。我們從媽媽肚子裡出生，能與她共感。媽媽對小孩來說就是全世界，這個世界讓小孩失望。爸爸以暴力、威脅人的形象出現時，這個世界要不是保護我們、要不就是不保護我們。」

「這不是妳母親的錯，是跟女性過去的社會地位，還有大人的感情關係有關。我要講的只有小孩這部分。妳剛剛說：『這樣是不行的』，妳真正的意思是，妳媽媽無法聽妳心底的感受。我們通常不會覺得這是傷害，但其實這個傷害比什麼都還深。如果女人和一個不成熟的男人結婚，還要扮演對方的媽媽，會沒有心力和體力照顧小孩。所以跟妳爭奪媽媽的愛的人，不是妳妹妹，是妳爸爸。」

因為貝蒂的父親不成熟，加上貝蒂母親無法真正自主，使得芭芭拉、她死於用藥過量的阿姨、酗酒的舅舅、勇敢的母親貝蒂，以及貝蒂的所有孩子，都在某種程度上受到傷害。而貝蒂的父母同樣也因為背負前幾代傳承下來的痛苦。沒有人該受到譴責，只是代代祖先都要為在芭芭拉身上的乳癌承擔一部份責任。

第七章　壓力、荷爾蒙、壓抑、癌症

《哈里遜內科學》（Harrison's Principles of Internal Medicine）第十二版中寫道：「多數肺癌是肇因於吸菸攝入致癌物與腫瘤啟動子。」這樣的陳述包含部分事實，但科學上並不完全正確。

吸菸不必然導致癌症，就像掉入深水中不一定會溺死。的確吸菸會大幅提高罹癌的風險，但不只是肺部，其他器官如膀胱、咽喉也會受影響。不過從邏輯上來看，吸菸本身並不會導致上述癌症。如果說吸菸會導致肺癌，那麼每位吸菸者都應該會得到肺癌。

數十年前，一位名叫大衛．季辛（David Kissen）的英國胸腔科醫師指出，肺癌病患常有壓抑情緒的傾向❶。季辛在數項研究中提出證據證明自己的臨床觀察：「比起其他非癌症的肺病患者，肺癌患者的情緒宣洩管道較為貧乏與受限❷。」季辛發現，無法有效表達情緒的男性罹患肺癌的風險是常人的五倍。更耐人尋味的是，肺癌患者中，抽菸但不把菸氣吸入肺部的人，比起會吸入菸氣者，前者壓抑情緒的情況更為明顯。季辛的觀察顯示，壓抑情緒與抽菸兩者共同作用，提高肺癌的風險，壓抑程度越高，抽菸的傷害不必太大，癌症一樣會上門。

一項令人印象深刻的前瞻性研究印證了季辛的觀點。這項研究共為期十年，於前南斯拉夫的茨爾文卡（Cvrenka）進行，研究人員來自德國、荷蘭和塞爾維亞，研究目的是找出心理社會危險因子與死亡率的關係。茨爾文卡是一個工業城鎮，人口約十四萬人，之所以選擇該地進行研究，部分原因是該地以高死亡率著稱，另外也因為人口基數穩定，易於後續追蹤。

研究選取該地約一成左右的居民做為研究對象，約包含一千名男性與四百名女性，於一九六五至一九六六年間進行問卷調查。問卷中共有一〇九題，裡面詳細列出各種危險因子，如負面的生命經驗、長期的絕望感、極度理性而非情緒化的應對機制等。膽固醇指數、體重、血壓、抽菸史等身體狀況也一一記錄在案，已診斷出患有疾病的居民則被排除在研究計畫之外。

在研究開始的十年後，研究對象中有六百多人過世，死因包括癌症、心臟病、中風等。而死亡的最大一項危險因子（尤其是癌症所造成的死亡），就是研究人員所謂的「理性與反情緒化」。在問卷中這一項共有十一個問題，主要在評量此特徵：壓抑怒氣。「這些問題中，如果有十題或十一題回答為肯定，他們的癌症發生率是其他人的四十倍，其他人回答為肯定的，平均是三題……。我們發現吸菸者除非有十至十一題回答肯定，否則皆未罹患肺癌，也就是說，吸菸對肺臟的影響可以說是『微乎其微❸』。」

這樣的結果不代表菸商不必為肺癌的高普及率負任何責任，其實正好相反，茨爾文卡研究中三十八位死於肺癌的受試者都是吸菸者。研究結果的重點是，吸菸本身不足以導致肺癌，而是壓抑情緒以某種方式強化了吸菸對身體的傷害，不過到底是如何作用的呢？

心理因子會對人體各個壓力處理器官（如神經、荷爾蒙腺體、免疫系統、接受並處理情緒的大腦）產生交互作用，進而對癌症的誘發產生決定性的生理影響。

生物和心理活動並非獨立進行；它們共同組成一個超系統，其下的各個部分不能被視為獨立或各自運作的機制。傳統的西方醫學認為身心分離，但過去二十五年來的科學研究取代了這個想法，提出一個更貼近事實、更合一的觀點。美國的研究人員坎達絲·

珀特（Candace Pert）曾寫道：「免疫學、內分泌學、心理學／神經科學之間的學科分別已經走入歷史❹。」「心理神經免疫學」，或者更準確、全面的名稱應該是：「心理神經免疫內分泌學」，研究的即是，調節行為與生理平衡的器官和腺體之間相互關聯的運作。

大腦、神經系統、免疫器官與細胞，以及內分泌腺體是經由數種途徑共同作用，隨著研究持續進行，可能會發現其中更多關聯。此心理神經免疫內分泌系統（PNI）＊的共同任務是確保生物順利發展、生存、繁衍。PNI系統中各組成分子的相互連結能偵測內外的威脅，並整合行為和生化變化來因應，以最少的消耗保障安全。

PNI超系統的各個部分透過神經系統連結在一起，某些連結甚至是最近才發現的。比方說，過去認為只有荷爾蒙能啟動免疫中心的作用，但其實免疫系統也和神經有廣泛連結。所謂的初級免疫器官就是骨髓和胸腺（胸腺位於胸腔上部、心臟前方），在骨髓與胸腺中成熟的免疫細胞會移動到次級淋巴器官中，包括脾臟和淋巴腺。從中央神經系統延伸出去的神經纖維會提供訊息給初級和次級免疫器官，從大腦便能即時與免疫系統溝通。分泌荷爾蒙的內分泌腺體同樣和中央神經系統有直接聯繫，因此大腦可以直接和甲狀腺與腎上腺，或睪丸與卵巢等器官「溝通」。

另一方面，內分泌腺體製造的荷爾蒙以及免疫細胞產生的物質，也能直接影響腦部活動，藉此影響個體的行為。我們會有醫學上稱之為「不適行為」的經驗，就是免疫系統對大腦產生作用。免疫細胞會分泌一種叫做細胞激素的化學物質，引發食慾低落、發燒、疲憊、睏倦等感覺，促使我們打電話向公司請假。雖然這些感覺令人沮喪，但這種快速的行為調整，是人體為了保留體力，幫助我們對抗疾病。不過如果這類物質不正常分泌，就會干擾正常的人體運作，比方說導致過度或慢性疲勞。

驚人的是，大腦和神經系統能產生的荷爾蒙與傳訊物質，淋巴細胞與其他白血球細胞也幾乎都能製造。淋巴球甚至能分泌腦內啡，這是一種體內自製的物質，作用類似嗎啡，具有轉換心情與止痛的功能。這些免疫細胞的表面也有受體，可以接收來自大腦的荷爾蒙與其他分子。

簡言之，ＰＮＩ超系統中的各個組成分子透過神經纖維串連成一個統一的網絡，此外，它們彼此之間持續有生化上的連結對話。它們彼此能傳送、接收無數物質，透過共同的分子語言溝通，能對同一個訊號各自做出反應。ＰＮＩ系統就像一個巨大的總機，隨時忙著接收各單位傳進的訊息，同時也向外發送出去。同樣的，若有任何短期或慢性的刺激作用於ＰＮＩ系統的任一部分，影響很可能不會限於單一部位。

ＰＮＩ系統何以能進行多樣的互動溝通？從顯微鏡下可以發現，每個細胞表面都有許多受體位置，可供傳訊分子接合。一般神經細胞（也就是神經元）表面的受體可能上看百萬個，坎達絲・珀特形容道：「假如你為目前科學界所發現的每一個受體都塗上不同顏色，那麼細胞的表面會看起來非常繽紛，平均至少呈現七十個不同色調，一種受體可能就有五萬個不同顏色[5]。」

傳訊分子和大部分的荷爾蒙都是由胺基酸（蛋白質的基本構成元素）組成，它們是長鏈的胺基酸，正式名稱是「肽」。這些化學物質的活動範圍遍及全身。有位神經科學家建議以「資訊物質」來加以稱呼，因為它們的功能就是在細胞或器官之間傳遞資訊。ＰＮＩ系統各部分的資訊物質與另一部分的細胞種類之間有多種可能的互動形式。

ＰＮＩ系統的樞紐是下視丘、腦垂體、腎上腺所連接而成的ＨＰＡ軸線。心理與生理的刺激會啟動ＨＰＡ軸線，透過軸線送出訊息，使身體對威脅做出反應。心理層面的刺激首先會經過情緒中樞評估，也就是所謂的邊緣系統，包括部分大腦皮層和大腦更深層的結構。假如大腦將傳入的訊息解讀為威脅，下視丘就會讓腦垂體分泌「促腎上腺皮質素」（ACTH），ACTH進而會促使腎上腺皮層分泌皮質醇，進入血液循環中。

在這一串荷爾蒙連環反應的同時，下視丘會透過交感神經系統（負責戰或逃的反應）向腎上腺的延髓送出訊息。腎上腺延髓會製造並分泌腎上腺素，立即使心肺及神經系統進入戰或逃的備戰狀態。

無怪乎，生物個體最常解讀為情緒壓力的影響因子，同時也是HPA軸線最強大的誘發機制：「**不確定感、衝突、失去掌控、缺乏資訊等心理因素常被視為最令人感到壓力的刺激因子**，能輕易啟動HPA軸線運作。擁有掌控感與終結行為能立即抑制HPA的活動❻。」

終結行為（consummatory behavior）是一種移除危險或消解緊張的行為。誘發壓力的刺激因子不一定是掠食者或可能發生的實際災禍等客觀的外在威脅，也包含內在感知，例如覺得欠缺必要的某樣東西，這是為什麼缺乏掌控感、缺乏資訊，以及後文將談到的未被滿足的情感需求（如缺乏關愛），會啟動HPA軸線的運作。滿足這類需求的終結行為則可以終止壓力反應。

如果瞭解ＰＮＩ系統內生化與神經的交互影響，我們就能理解情緒是如何與荷爾蒙、免疫防禦與神經系統相互作用。在癌症的成因中，荷爾蒙擾動和免疫防禦受損都有一席之地，肺癌就是明顯的一個例子。

機械論的觀點是，癌症成因是某種有害物質損害細胞的ＤＮＡ，例如菸草製品，這種觀點在一定程度上是成立的，但無法解釋，就算在吸菸量和種類完全一樣的情況下，為什麼有些吸菸者會得癌症，有些卻不會。這個觀點無法解釋的疑問還包括：**為什麼有些人的細胞比較容易受損？為什麼有些人的ＤＮＡ可以自行修復，有些人卻不行？為什麼有些人的免疫系統與防禦機制能抵擋癌症，有些人卻不行？**為什麼即使是被診斷出同一種癌症、同一分期，且其他因素（年齡、性別、收入、健康狀況）都一模一樣時，患者之間的治療結果或病程卻大相逕庭？

基因或許能解釋某些癌症的上述差異，不過如同我們之前提過的，以乳癌來說，多數人的癌症成因並不是基因。肺癌尤其不是基因影響的疾病，基因損害也不是遺傳所造成。

癌症發展可以分為幾個階段，第一個階段為起始期，正常細胞在此階段開始轉變為不正常細胞。我們可以將癌症視為細胞複製出了差錯，細胞的分裂與死亡因為某種原因無法正常進行。細胞原本應產生健康的後代，卻逃離管控，分裂出畸形的細胞，再不斷自我複製，不顧生物體的需求。每天人體內都有數百萬個細胞生成、死亡，在無外界因素的影響下，本來自然而然就會發生大量不正常的轉化。坎達絲・珀特寫道：「事實上，我們體內無時無刻都有數個微小的癌症腫瘤在成長。」

吸菸會直接對肺部細胞的基因物質造成傷害。據估計，肺臟細胞的DNA須累積出現十個病變或傷害點，才會誘發癌症。不過，不論在身體何處，這類基因體的傷害「鮮少導致腫瘤的形成，主要原因是，多數初期病變都是暫時的，透過DNA修復或細胞死亡就會被消滅❼。」也就是說，DNA的自身修復過程或細胞死亡會使細胞無法複製受損的基因物質，這也是多數吸菸者不會發展出臨床肺癌的原因。而如果確實出現癌症，就代表DNA修復或細胞的正常死亡過程失靈。一九九九年，俄亥俄州立大學醫學院的研究者曾檢視心理因素對肺癌的影響，寫道：「DNA修復出錯與癌症發生率提升有關。壓力可能改變DNA的修復機制；比方說，一份研究指出，憂鬱程度較高的精神科住院病患，其淋巴球細胞DNA因X光照射而受損後，修復的功能較差❽。」

細胞凋亡（apoptosis）是由生理調節引發的死亡，是維護生物體健康組織所必需的過程。細胞凋亡能確保正常組織能代換，淘汰掉基因物質衰弱的老舊細胞，為健壯的後代騰出空間。「細胞凋亡若失調，可能導致多種病理現象，包括腫瘤生成、自體免疫與免疫不全疾病、神經退化疾病❾。」

HPA軸線活動所分泌的類固醇激素可透過多種方式調節細胞凋亡。習慣壓抑情緒會使個人長期承受壓力，而長期壓力會在體內製造出不正常的生化環境。類固醇激素若持續偏離正常水平，會干擾正常的細胞死亡週期。一同參與細胞死亡作用的還有自然殺手細胞。而憂鬱這種由壓抑怒氣主導情緒功能的心理狀態，會與吸菸產生交互作用，降低自然殺手細胞的活性❿。

簡言之，光是DNA損傷不足以引發癌症，還必須加上DNA修復功能受損與／或細胞死亡週期不正常，而壓力與壓抑情緒都對這兩項因素有負面影響。就惡性腫瘤的第一階段，也就是癌症的起始機制而言，茨爾文卡的研究結果和英國醫師大衛．季辛的觀察其實都有生理學依據。

《加拿大醫學協會期刊》曾有一篇文章檢視了PNI系統在健康人士與病患體內所扮演的角色。文章作者指出：「正常人的神經免疫機制能提供防禦，抵抗感染、受傷、癌症，並能管控免疫和發炎反應，主動抵禦疾病⓫。」換言之，疾病不單純來自外界攻擊，而是由於脆弱的宿主體內環境失調，自內部形成。

癌症變化的後續階段分別是促進及進展。新生成的惡性細胞背離了正常的調節機制，逃脫死亡的命運，持續分裂、複製，導致腫瘤生成。在此階段，體內的環境可能抑制或支持腫瘤生長。此時，PNI超系統透過HPA軸線所調節的荷爾蒙能發揮作用，在身體組織中製造出有利或不利腫瘤生長與擴散的環境。

美國馬里蘭州國家癌症研究院醫學部門乳癌科主任馬克・E・利普曼（Marc E. Lippman）醫生寫道：「個人長期的心理狀態可能扮演重要角色，要不是促進腫瘤成長，就是減緩或加劇環境壓力的影響。人體的內分泌系統可以調節心理因素與腫瘤的交互作用……因此無可避免的，心理因素可以透過改變內分泌，進而對腫瘤生物學產生影響⓬。」

荷爾蒙對癌症生成與擴散的影響可以分為兩個層面。首先，許多癌症具荷爾蒙依賴性，或是發生於與荷爾蒙交互作用密切相關的器官，例如卵巢和睪丸。荷爾蒙依賴型的癌症細胞，其細胞膜上有各種荷爾蒙受體，以利接收促進細胞生長的荷爾蒙。乳癌就是一種荷爾蒙依賴型癌症。一般認為許多乳癌具雌激素依賴性，這也是使用雌激素抑制藥物來治療乳癌的原因。較少人知道的是，某些類型的乳癌擁有可接受多種其他「資訊物質」的受體，包括雄性素（男性性激素）、黃體激素、泌乳素、胰島素、維他命D等，這些激素都是由HPA軸線分泌或調節的。

從人類經驗跟動物實驗都可看出，壓力對於荷爾蒙有很大的影響。在一項實驗中，研究人員介入操控母猴子間的支配關係，打破原本的支配模式，先前佔優勢地位的猴子被迫屈居從屬位置，而原本居從屬地位的猴子取得主導地位。

> 社會從屬地位使HPA軸線與卵巢的荷爾蒙分泌失調。「比起居於從屬地位的母猴，現居主導地位者所分泌的皮質醇較少。」居優勢地位的母猴經期正常，排卵前的黃體酮濃度較高；而從屬者的排卵頻率降低，經期紊亂的頻率提高。

研究人員改變實驗情境，使原本居主導地位的猴子變成從屬者時，其生殖功能幾乎立即受到抑制，而皮質醇分泌量提升；而原本為從屬的猴子取得主導地位時，情況正好相反[13]。

卵巢癌、子宮癌等女性婦科器官相關的癌症也和荷爾蒙息息相關。卵巢癌是常見的女性癌症，在所有癌症中，卵巢癌的腫瘤致死率最高，預後最差。雖然早期治療頗為有效，不過多數病例獲得診斷時，都已過了現行療法能夠治癒的階段。

目前還沒有能有效發現早期卵巢癌的篩檢方式。超音波和 CA-125 血液檢驗可以用來監控，不過無法在出現症狀或擴散至發病位置之外前發現病灶。保險經紀人達琳是在不孕檢查的過程中發現罹癌，她分享經驗：「他們做了腹腔鏡術檢查我的卵巢，結果發現癌症。所以我沒懷上小孩，反而切除了卵巢。」

不孕是卵巢癌的已知風險指標之一，可見荷爾蒙具有一定的影響。不過如何影響，目前還不清楚。初經提早與延遲停經都會提高罹患卵巢癌的風險，懷孕和避孕藥則能降低風險。由此看來，似乎排卵頻率越高，罹患卵巢癌的機率也越高。另一方面，不孕症（完全不排卵）也會提高風險。顯然荷爾蒙在此所扮演的角色複雜而難以捉摸。我們確實知道的是，女性的生殖荷爾蒙極易受心理狀態及生活壓力影響。二〇〇一年匹茲堡大學的一份研究顯示，荷爾蒙功能可能也和某些人格特質相關。

匹茲堡大學醫學院的研究人員比較了長期無月經（閉經）和月經正常兩群女性的心理特質。研究人員尤其對患有功能性下視丘閉經症（ＦＨＡ）的受試者感到興趣，她們無法正常排卵，卻沒有明顯可見的疾病或症狀。研究發現「患有ＦＨＡ的女性較常出現失常態度，尤其想急切爭取認同的女性。（她們）比較可能……顯現出容易憂鬱者身上常見的特質，像是完美主義、過於顧慮他人的評價等[14]。」

匹茲堡研究的主要發現是，停經女性的飲食習慣經常十分混亂，但不易察覺。不規律的飲食習慣幾乎總和童年未解的問題相關。壓力使人難以照顧自己，同時也使健康狀況變差。匹茲堡的研究人員寫道：「患有ＦＨＡ的女性反應常擔心飲食和體重問題，害怕體重增加，且有暴飲暴食的傾向。」

飲食習慣和童年問題與當下的壓力直接相關。個人所經歷的壓力大小，以及面對生命無常所發展出的應對機制，這兩項因素都與我們的飲食習慣和食量密切相關。另一方面，飲食習慣會直接影響女性生殖荷爾蒙的運作。舉例來說，厭食症患者經常有停經的現象。

溫哥華內分泌學家潔莉琳・普萊爾（Jerilyn Prior）特別關注女性的健康問題，她發現即便是經期正常、沒有症狀的女性，也有細微的荷爾蒙擾動現象。普萊爾在《加拿大診斷學期刊》中寫道：「將近三分之一經期正常、無症狀的健康女性會有排卵障礙，而根據生物學原則，這可能導致健康上的風險⑮。」

在普萊爾博士的研究中，無排卵最常見的原因是，由於「下視丘與腦垂腺傳送給卵巢濾泡的訊號不平衡或不協調」，導致下視丘與腦垂體對卵巢的刺激不足。普萊爾博士指出，這種擾動「是因應生命週期、體重波動的變化、心理社會壓力、過度運動或疾病所導致。」

白血病、淋巴瘤等血癌（製造血球的血液系統之癌症）也是荷爾蒙依賴型癌症，深受腎上腺所分泌的皮質醇影響。腎上腺皮質素會抑制白血病及淋巴瘤的分裂和擴散。因此，血癌部分成因可能包括HPA系統長期失調，導致血球與淋巴細胞不受正常抑制。目前可得知的研究指出，血癌病患的成人生活中常有情緒壓力的存在。

羅徹斯特大學有項為期十五年的研究，是以淋巴瘤與白血病患者為對象，其中指出這些癌症「好發於情緒失落或分離的狀態，而這種狀態又會引起焦慮、傷心、憤怒或絕望等情緒⓰。」

壓力荷爾蒙皮質醇的合成類似物是治療白血病與淋巴瘤的重要成分。特別的是，阻礙白血病細胞複製所需要的類皮質醇荷爾蒙，只比身體一般運作所需的高出一點點。以白血病來說，急性壓力會使皮質醇濃度暫時升高，有時就足以減緩病情。

此處值得一提的是，急性壓力使皮質醇暫時升高是有益健康且必要的狀況；長期受壓力所苦者，皮質醇濃度長期偏高才是不健康的情況。

大腦邊緣區域與易受壓力影響的ＨＰＡ軸線能調節荷爾蒙，這些荷爾蒙除了會直接影響荷爾蒙依賴型癌症，也會作用於身體其他組織，進而影響癌症發展。這些易受荷爾蒙影響的身體組織中最重要的就是免疫系統。

一般習慣把癌症視為攻擊人體的入侵者，因此就像遭到外國侵略一樣，身體必須展開反攻。這種觀點雖然簡單易懂，卻非事實。首先，即便部分癌症有菸草等外在的誘癌因素，還有部分因素是身體內部出了問題；而且，大多數癌症其實並沒有確定的誘癌物。其次，決定癌症迅速擴張或消失殆盡的主要因素還是身體的內部環境，不論是局部或整個生物體。換言之，正常細胞會惡性轉化，是由許多因素共同決定的，生物體的生理－心理－社會狀態所帶來的影響不會小於癌症的種類。

癌細胞進展到細胞表面顯現出異於正常身體蛋白質的分子時，應該得要被各種免疫反應摧毀。T細胞應會用有毒化學物質加以攻擊；抗體應該要形成來加以抵禦；特化的血球應該將之吞噬。不過如果一個人長期承受壓力，免疫系統可能會因為混淆而認不出形成癌症的突變細胞，或是因為過於虛弱，無法發動有效的抵禦。

隨著腫瘤的成長和發展而來的還有大量局部產生的化學物質，有些是由癌症細胞自體分泌的。這些化學物質包括生長因子、抑制物質及各種傳訊分子。這些物質之間複雜的消長可能抑制或助長癌症發展。重點是，這種一連串錯綜複雜的生化反應深受PNI系統透過荷爾蒙和其他資訊物質所影響。

最後，情緒狀態也可能對癌症轉移的預防與助長有很大的影響。

一般認知是，最好能在癌症擴散前「早期發現」，不過生物學現實是另一回事：腫瘤成長到能夠偵測的階段時，多半早就已經開始擴散。英國腫瘤科醫師巴索．史托（Basil Stoll）指出：「原發腫瘤診斷出來的時候，即便是早期癌症，很高比例也已經明目張膽地轉移至別處⑰。」只不過大多數的轉移不是失敗就是長期休眠。

「倍增時間」指腫瘤組織大小加倍所需的時間。倍增時間會因癌症種類而有差異，即使是同一種癌症，時間上也有很大的差異。就算是在容易發現的身體組織，如皮膚或乳房，腫瘤要成長到臨床上可以察覺的程度，至少也要0.5克的大小，約等於五億個細胞。單一惡性突變細胞約要翻倍三十次才會成長到這個大小[18]。以乳癌來說，倍增時間介於數天至一年半不等，平均約為四個月。「如果腫瘤細胞持續以相同速率成長，約需八年才會在臨床上變得明顯，有些資料甚至提出要更長的倍增時間，認為需十五至二十年才會在臨床上變得明顯[19]。」

不過現實情況中的腫瘤，其倍增速率並不是定值，其成長速率會依患者的生活狀況而呈現不小的波動。還記得前章蜜雪兒的經歷嗎？她的乳房腫塊已存在了七年之久，突然在經歷急性壓力後出現劇烈變化。

乳癌腫瘤直徑稍大於半公釐時就可能發生轉移，「如果癌症轉移，通常在臨床上可以察覺之前就已經發生[20]。」許多乳癌病例即使沒有出現臨床問題，似乎也都有癌細胞小幅擴散的現象。也有一些病例的轉移會在遠端組織中休眠，數年之後才突然出現症狀。攝護腺癌也有相同的情況，因此約有四成的病例在確診之時已經開始擴散。事實上，從女性屍體的解剖研究中也得出極為相似的結論：兩成五到三成的女性身上有少量的乳癌細胞，「（這個比例）遠超過顯現病徵的人數[21]」。

因此重點不單純是如何預防擴散，而是休眠的癌細胞何以轉變成臨床上的癌症？腫瘤的休眠會受許多荷爾蒙與免疫學因素的影響，這些都屬於ＰＮＩ系統的管轄，也都極易受生活壓力影響。

不同患者的腫瘤成長速率有很大的差距，此外，診斷出同一種癌症、同一階段的患者，是否發生轉移和其存活時間也差異甚大。比方說，「許多腫瘤切除不完全的乳癌病例從未復發，或是繼發性腫瘤在患者身體組織中休眠長達三十年才終於顯現病徵[22]。」這種個體差異似乎並不是癌症本身所造成，而是受患者體內環境的抑制或助長因素左右。體內環境則是深受患者身上的壓力源及應對壓力的各種方式影響。

多項癌症研究皆一致指出，無法表達情緒（尤其是和憤怒相關的情緒）是最大的危險因子。壓抑怒氣並非一種抽象的情緒特質，以神秘的方式導致疾病。它是主要的危險因子，因為會對生物體造成生理壓力。這項因子不會單獨作用，而是與其他危險因子相伴出現，例如絕望感和缺乏社會支持。無法感受或表達負面情緒的人，即使身旁有親友，也形同孤立，因為真正的自己無法被正視。長期無法在內心最深處面對真正的自己則會帶來絕望感，絕望感又引發無助感，因為個體所做的一切似乎都無法改變什麼。

有一項研究是以健康女性為對象，這些女性除了例行身體檢查中的子宮頸抹片結果異常以外沒有其他症狀。研究人員事前不知道抹片檢查的結果，「單憑情緒狀態問卷就能預測出，哪些研究對象已罹患早期癌症，準確率幾乎有75％。研究人員發現『容易產生無助感』的人，以及最近六個月曾有過無法紓解的無助挫折感者，罹患癌症的機率最高[23]。」

茨爾文卡研究的對象將近一千四百人，研究人員根據受試者有無「理性與反情緒化」（壓抑怒氣）的心理特質與長期無助感，預測哪些人最可能罹患並死於癌症。十年後研究人員調查死亡記錄時發現，預測的正確率高達78％。」

對大多數罹患卵巢癌的女性來說，遺傳並不是關鍵的危險因子。但對於部分患者來說，遺傳的確有重大影響。約有8％的女性卵巢癌患者帶有其中一個已知會提高風險的基因變異。事實上，這也就是和乳癌相關的BRCA基因。變異發生在DNA某一股時，帶有此種變異者在七十歲前罹患癌症的風險為63％；變異位於另一股時，在七十五歲前罹患卵巢癌的機率是27％[24]。對未帶有變異基因但有一位一級親屬（母親、姊妹、女兒）罹患卵巢癌者，自己患病的機率約為5％。這些數據再次顯示，我們無法從基因本身並無法看出全貌，即便是高風險族群，也並非每個人都注定罹癌。

＊PNI這個縮寫較常用來指稱研究心理神經免疫內分泌系統的「學科」。但如果要一直讀寫「心理神經免疫內分泌系統」的全名，讀者和我都會感到不耐煩，所以為了方便起見，本書的PNI指的是這個「生理系統本身」。

第八章　塞翁失馬

艾德在家醫科一次例行的直腸檢查中發現一個小瘤，結果被診斷出為攝護腺癌。艾德說：「我去做了切片。他們檢查了攝護腺六個地方，其中一處出現異常。確定是攝護腺癌。那之後我審視了所有治療方式，不是切、燒，就是毒。我和很多切除攝護腺的男性談過，也和一些接受放射線治療的患者聊過，他們大部分人的狀況都很慘。」

我問他：「你沒接受任何醫學治療嗎？」

「我選擇自然療法，現正接受催眠治療，深入審視自己和生活方式。」

「切、燒、毒」這種生動的描述指的是攝護腺癌的三大治療方法：開刀、放射線治療和化療。雖然有些病患熬過這些治療，沒太多痛苦，但也有人因為難受的後果痛苦不堪，例如尿失禁和陽痿。有一份研究檢視了超過十萬個攝護腺切除術的病例，結論是「攝護腺切除術之後的併發症與再次入院的案例大幅高於原先的認知❶。」

美國國家癌症研究院的腫瘤科與流行病學醫師歐提斯・白勞利（Otis Brawley）所搜集的統計數據可能會讓積極醫療的支持者感到灰心。在篩檢較普遍的地區，攝護腺癌的發生率也較高，接受治療的人數較多，但攝護腺癌的死亡率不變❷；在篩檢最盛行的地區，死亡率甚至稍高。《美國國家癌症研究院期刊》所刊登的研究發現也令人憂心：比起未接受任何醫療介入者，積極接受攝護腺癌治療的男性死於其他癌症的機率較高❸。

雖然部分攝護腺癌患者的確應該接受治療，不過目前並不清楚哪些人適合醫療介入。大部分攝護腺癌病程發展很慢，就算癌症會引起健康問題，在那之前，病人可能就已經死了。也有另一種情況，就是病情太急太猛，到診斷出癌症時，治療已經沒有用了。由於無法確定治療能不能發揮效果，那「戰勝」攝護腺癌的病患到底是戰勝什麼呢？戰勝治療，還是戰勝疾病？

攝護腺癌是第一個被發現與荷爾蒙相關的人類癌症。就像女性乳癌患者移除卵巢後病情可能改善一樣，患者被去勢之後，由於雄性素（男性荷爾蒙）濃度降低，攝護腺腫瘤也會隨之縮小。治療方式包括睪丸切除術，也就是以手術切除睪丸，或是服用強效藥物阻斷男性荷爾蒙的效果。目前對於轉移性攝護腺癌患者來說，這類「化學閹割」是第一線治療方法。

許多男性至三十歲時，其攝護腺中會出現一些癌細胞，到了八十歲時，多數人的攝護腺中都會有癌細胞。五十歲男性患攝護腺癌的機率是42%。不過在所有年齡層，發展出明顯臨床病症的人數相對較少。也就是說，就算是較年輕的男性，其攝護腺出現癌細胞的情況並不少見，隨著年齡增加，癌細胞更是逐漸成為常態，不過只有少數人會形成腫瘤，進而引發症狀、威脅生命。值得探討的問題是，是什麼促進癌症發展？什麼樣的人格特徵或生活環境會干擾身體的防禦機制，喚醒原本就存在的癌細胞，促使其激增？

艾德四十四歲，身材精壯，體格和臉龐都看起來比實際年齡年輕，當我準備訪問他時，他對正要出門購物的太太珍（她患有多發性硬化症。她的故事請見第十八章）說：「有夠肚爛，麻煩死了，但我得去看一下某某人的卡車，他車子發不動。」

我說：「我很快問你一個問題。」

「好。」

「你說檢查那個人的車很肚爛，以一個攝護腺癌患者來說，這是個有趣的人體譬喻。如果某件事對你沒好處，只是肚爛，你會輕易拒絕別人嗎？」

「我其實不太拒絕別人，我總是想要幫忙。」

「就算那件事令人蛋痛？」

「對，就算我不方便，或是有更重要的事情要做，我也會幫忙。」

「如果你不幫呢？」

「我會有罪惡感。」

艾德是一個鄉村樂團的團長，以前會吸大麻。艾德和我聊了他成年後的第一段感情，前後長達十年。他和一位年紀稍長的女士同居，幫忙扶養女方的兩個小孩，那時他每天喝酒澆愁。後來對方劈腿時才結束這段關係。

「我放棄了，我告訴自己，我不要忍下去了。我從來沒有亂搞，就算曾有這種想法。從那天起，我戒酒約一年半，開始慢跑、做自己想做的事。感覺很自由，好像胸口的重擔頓時消失了一樣。我想做什麼就做什麼，覺得愉快自在。」

「那你現在一天喝多少酒？」

「每天大概四罐啤酒吧。」

「為什麼？」

「我和珍在一起之後，她的問題就變成我的問題，然後越來越沉重，所以我又開始喝酒。」

「所以你在這段婚姻裡並不快樂。」

「我想最大的問題是控制，我讓珍掌控這段婚姻，因為她有多發性硬化症，而且前一段婚姻有家暴（珍的故事請見本書第十八章）。她被管東管西的，連穿衣服都被管。這讓我在這段婚姻裡比較畏縮。」

「所以你覺得自己被管控，對此你有什麼感覺？」

「充滿怨恨。」

「你怎麼處理？」

「我隱藏這種感覺。」

「你沒告訴珍你不喜歡這樣嗎？」

「沒有。」

「這讓你想起什麼？」

「童年，沒錯，就是我的童年。」

雖然艾德先前告訴我，他的「成長過程很棒」，但很顯然，艾德已發覺到自己受父母控制，如果他未能達到父母的期待，就會充滿罪惡感。他回想起他會因為「罪有應得而被打屁股」，而在我追問之下想起，約從八歲起，父親就會用皮帶抽打他。「他認為那是最好的辦法。」

「那你覺得呢？」

「現在我不覺得那是最好的辦法，但小孩沒得選。我想要當好人，當你還小，仰望父親時，你不知道父親該是什麼樣子，你希望爸爸很完美，你也想當個完美的小孩。」

攝護腺癌有個令人困惑的現象：雖然睪固酮（人們一般相信這種荷爾蒙是雄性具侵略性的肇因）似乎會促使癌症發展，不過攝護腺癌卻好發於年老男性。但是身體製造的睪固酮卻會隨著年齡下降。也沒有研究顯示罹患攝護腺癌的男性血液中的睪固酮濃度高於平均。就像乳癌的雌激素受體，腫瘤細胞對一般的睪固酮濃度的敏感度一定也被改變了。

就像腎上腺和卵巢所分泌的荷爾蒙，睪丸所合成的睪固酮也是由大腦的下視丘垂體系統，透過複雜的回饋控制所操控。這個系統對壓力與情緒十分敏感，會據此發送一連串生物物質至血液循環中。情緒會直接對男性的性荷爾蒙產生正面或負面的影響，就像卵巢製造的女性荷爾蒙雌激素，或者腎上腺分泌的腎上腺素、皮質醇等激素，也都會受到心理的影響。此外，曾有一小部分患者以手術切除腦中的垂腺來治療攝護腺癌，也確實獲得正面的效果❹。

此外，環境因素顯然不可小覷。比起在自己國內的日本男性，移民至夏威夷與美國本土的日本男性罹患攝護腺癌的比率較高：後者約為前者的二．五倍。不過從沒有臨床症狀的男性屍體解剖研究中發現，不論居住地在哪裡，人體內存在休眠癌細胞的比例大同小異❺。那麼我們要問的問題是，為什麼某個環境下的休眠癌細胞會發展成惡性腫瘤，其他環境卻不會？這項研究有力地顯示，壓力扮演關鍵角色，影響某些人會罹患攝護腺癌並死亡，有些人又不會。

家族病史會提高罹患攝護腺癌的風險，不過在多數病例中，這並不是主要因素。除了飽和脂肪可能有關外，相較於肺癌和香菸，攝護腺癌沒有明確的誘癌環境因子。此外，考量地理差異極大，基因可能有些許影響。攝護腺癌在北歐國家最為普遍，在亞洲少見。世界上罹患攝護腺癌機率最高的種族／族裔群體是非裔美國人，罹病率是美國白人的兩倍。

我們已看到有研究顯示疾病與情緒孤立有相互關聯，另一項與此一致的發現是，比起離婚或喪偶的男性，已婚男性被診斷出攝護腺癌的機率較低❻。雖然我並未在文獻中找到其他與攝護腺癌和心理因素相關的調查研究，但有一項研究是針對依賴需求較高的男性，也就是較無法獨立、自力更生的成年男性。這項研究的結論是，依賴他人的男性罹患多種疾病的機率皆較高，其中包括攝護腺癌及其他數種癌症❼。

全人的療法將「人」置於中心，而非血液檢驗或病理報告，也會將患者個人的生命歷程納入考量。此方式鼓勵患者仔細檢視自己所面對的壓力，不論是外在環境的壓力或源自內在的壓力。在此情況下，攝護腺癌的診斷就像令人醒悟的警示，而不單純只是一種健康的威脅。患者除了選擇接受或不接受的療法外，他們也被鼓勵進行內省，檢視生命中的各個面向，這因此可能提升存活率。

魯迪·朱利安尼（Rudy Giuliani）於二〇〇〇年四月與希拉蕊·柯林頓競選參議院議員期間診斷出攝護腺癌，這似乎為他帶來轉變。這位前紐約市長曾被形容是充滿拚勁，「不會疲倦、不感害怕、不曾自我懷疑的機器人市長」，「視工作倫理如命」❽。他完全投入扮演自己的角色，一天只睡四小時，剩下的二十小時大部分都在工作。據說他無法忍受沒有行動，事必躬親，必須掌控一切，「像將軍一樣發號施令」。他對受苦受難的個人與群體不表同情，情緒緊繃至極限。被診斷罹病之後，他發表了一份不同凡響的公開自白。關於癌症，他說：

它想讓你想清楚自己是誰，想通什麼才是眞正重要的、什麼對你才是重要的——你眞正存在的核心在哪。我猜想，因爲我擔任公職這麼久了，我過去以爲政治就是我的核心……但其實不是。

這件事就像塞翁失馬。我得到很多意外的收穫。我覺得我更瞭解自己了，也更瞭解什麼對我才是眞正重要的。也許我還沒全部想通，要是我以爲自己可以在幾週內就全部明白，那就太蠢了，但我想我正朝正確的方向前進。

還有另一種和荷爾蒙相關的男性生殖道癌症——睪丸癌，情況則和攝護腺癌全然不同。這種罕見的疾病曾是年輕男性的第三大癌症死因，目前早期診斷的治癒率已超過九成。四度於環法自由車賽奪冠的藍斯·阿姆斯壯（Lance Armstrong），他的故事告訴我們，即便是晚期轉移的睪丸癌患者，只要明智地結合手術、放射治療及化療，再加上決心，是有機會完全康復。

阿姆斯壯最早於一九九六年冬天注意到睪丸有些許腫脹，次年春天時開始覺得有不尋常的喘氣現象，接著覺得乳頭疼痛，一九九七年時由於咳嗽和下背疼痛，不得不退出環法車賽。阿姆斯壯寫道：「運動員，尤其是自行車騎士，習慣否認問題[9]。」一直到九月他開始咳血，而且睪丸又痛又脹，他才開始求醫，那時候癌細胞已經擴散到肺部和腦部了。

關於睪丸癌，習慣否認問題的不只有自行車騎士。三十六歲的羅伊最早於二〇〇〇年中覺得左邊睪丸腫脹，不過拖了八個月才終於去看家庭醫師，在此期間，他沒有告訴任何人自己身體不適。他說：「我有一點不好意思，而且我害怕聽到壞消息。」有一項英國研究指出，睪丸癌患者不願就醫的現象並不少見。「延誤診斷很常見，不過更常見的是患者延誤就醫，而不是醫生沒有正確診斷出來……從出現症狀到實施睪丸切除的延誤時間最長高達三年……平均約為3.9個月[10]。」

或許是年輕人就是不願意承認自己身體出了問題，尤其是性器官方面的毛病。不過理性來看，情況應該正好相反：如果男子氣概是重點所在，年輕男性一發現睪丸有異狀，應該要立即尋求協助，就像有遺傳性禿頭的男生一注意到頭髮變稀疏，通常會馬上想辦法治療。不過根據藍斯．阿姆斯壯的自傳，否認患病背後大概有更深層的動機。

早在罹患癌症之前，阿姆斯壯就有壓抑情緒的習慣。他的一位好友形容他「就像一座冰山，有山峰，但也有好大一部份潛藏在水面下」。

阿姆斯壯從來沒見過生父，他輕蔑地表示生父只是「DNA捐贈者」。他的母親琳達．慕尼漢，父母離異，當琳達十七歲生下大兒子阿姆斯壯時遭到拋棄。琳達的父親原本是一位酗酒的越南老兵，在孫子出生的那一天開始戒酒。

琳達是位充滿活力又思想獨立的年輕女子，不過生活情況使她變得非常依賴，不像個大人。阿姆斯壯曾說過：「某種程度上，我們是一起長大的。」阿姆斯壯三歲時，琳達再婚。阿姆斯壯形容繼父「矮小，留著大大的鬍子，有愛誇口的習慣。」他時常毆打阿姆斯壯：「他喜歡用船槳來管教。如果我晚回家，他就拿出槳，一頓毒打；如果我說髒話，就又要被船槳揍，又是一頓痛毆。不只身體疼痛，情緒上也苦不堪言。我不喜歡繼父，我覺得他是一個充滿罣固酮、脾氣很大的怪胎，是偽君子的代表。」

阿姆斯壯青少年時，繼父有婚外情，「他用船槳打我，我應付得來，但別的事我就處理不了了。」阿姆斯壯這麼寫道，指的就是繼父出軌的事。後來父母的婚姻破裂。

藍斯．阿姆斯壯的母親同樣也無法保護兒子不被打。這種情況下，小孩必然會對母親的無能為力深感傷害，不僅怨恨家暴的繼父，也對無法保護自己的母親感到憤怒。阿姆斯壯似乎沒有察覺到這些情緒，而我認為這就是他傾向否認並刻意忽略自己身體疼痛的根源。

前面提到，比起自己遭受虐待，阿姆斯壯更難忍受母親被丈夫背叛。

不快樂的母親的孩子會藉由壓抑自己的苦惱來照顧母親，盡量減輕她的負擔，因此阿姆斯壯的責任是自己照顧自己，不要依賴他人。阿姆斯壯二十五歲時診斷出罹癌，他不知道該怎麼告訴母親，他寫道：「我不夠堅強，無法告訴她我病了。」後來阿姆斯壯接受友人的提議，由朋友替他轉達。

阿姆斯壯的母親後來以堅強的力量、關愛與勇氣挺身面對挑戰，陪伴兒子撐過預後高度不確定的夢魘時期；面對令人徬徨的選擇，做出正確的治療決定；挺過艱難的腦部手術和化療。阿姆斯壯之所以下意識要保護母親，並不是成年後面對的實際情況，而是童年的經驗已經形塑了他的應對方式。

我強烈懷疑壓抑情緒對睪丸癌的誘發扮演舉足輕重的角色，這個問題值得進行研究，與患者做詳盡的訪談，瞭解他們情緒方面的感受。另一個值得注意的面向是患者與母親的親近程度與認同感。阿姆斯壯的母親與他的太太克莉絲汀相貌十分相似，令人感到不可思議，我相信這不是巧合。在阿姆斯壯引人入勝的自傳中有一張這三人的照片，你很難分辨哪一位是母親，哪位是妻子。

第九章　有所謂的「癌症性格」嗎？

一九九〇年深秋，吉米和琳達結婚了，婚禮辦在醫院安寧病房院區的小教堂裡，此時吉米的皮膚癌已入侵脊椎，婚禮五天後他便過世。婚禮當時，琳達已懷有八個月身孕。除了吉米的父親，所有家人都出席了婚禮，也都陪他走過人生的最後幾週。我宣布吉米死亡的一個月又一天後，他的女兒艾絲黛出生了，當時我也在場。琳達前一段婚姻的兩個小孩也是我幫忙接生的。

醫生對吉米的病情無計可施。雖然他和琳達在一起五年了，但我直到一九九〇年夏天，他因為長期背痛來就診，才第一次見到他。結果背痛是因為皮膚癌轉移到脊椎（幾年前他才開過刀，將腿部的皮膚癌切除）。黑色素細胞是皮膚中的一種色素細胞，而吉米的病症——惡性黑色素瘤就是黑色素細胞形成的腫瘤，致死率極高，且極易擴散至其他器官，好發於壯年期。

我對吉米的瞭解不深，不過第一次見面時他給我的印象是十分討人喜歡。那時他三十一歲，友善有禮，有著一頭沙褐色的頭髮、一雙藍眼，愛爾蘭裔寬闊的臉龐上布滿雀斑。

白皮膚的人暴露於紫外線輻射下是惡性黑色素瘤的主要危險因子。特別是像吉米這種髮色淺、有雀斑、眼珠顏色是灰色或藍色的人容易罹患。深色皮膚的族群較不容易罹患皮膚癌，以夏威夷來說，高加索人罹患皮膚癌的機率是非高加索人的四十五倍❶。溫哥華當地的皮膚科醫生組成一個「防曬巡邏隊」，在夏天時到海灘邊進行勸說，警告享受日光浴的人們皮膚癌的危險。防曬不足的問題好解決，只是，情緒壓抑卻沒那麼好解決。關於壓抑與癌症發展的關聯，在一些最具說服力的研究中，惡性黑色素瘤一直是研究的主題。

吉米的病情惡化得很快，化療和放射線治療讓他很不舒服，最後他說：「我受夠了，這太扯了，我就要死了，但我不要病成這樣死掉。」不久之後，他的腿癱瘓了，住進安寧病房，死神在幾週之後就找上門來。我停止執業前，琳達和她的孩子們都還是找我看診。我最近打給她，她和吉米的姊姊唐娜都願意為本書接受訪問。

我請琳達描述她先生吉米的個性。她說：「吉米很隨和、悠哉、輕鬆，他喜歡和人相處，你問我他的生活中有沒有什麼壓力，我想了好久。他不是壓力大的人，不過他酗酒，幾乎每天都喝。我拖了好幾年才跟他結婚，就是因為這個問題。他每天都喝啤酒，至少四罐以上。」

「喝酒會改變他的性情嗎？」

「要喝更多才會……他會變得像一隻可愛的大熊，忍不住要告訴大家他有多愛他們。他一喝醉，就會到處擁抱別人，連男生也抱，好像他們都是他的大哥哥一樣。他會到處說：『你是我的好朋友』，然後開始哭。」

「他不會動粗，不容易生氣或沮喪。不過他很憂鬱，內心很鬱悶，但我不知道原因。」

「我只想得到一件事，關於他父親的一個秘密，他不願告訴我，他不想談這件事。他也不會講自己的心情，不太分享心事。」

「他的童年過得怎麼樣？」

「他在加拿大東部長大，他總是說小時候過得很快樂，他的父母一直在一起，不過都有酗酒問題。據我所知，他爸爸從很早就開始酗酒，他媽媽好像是從吉米青少年時期開始喝。」

後來我詢問比吉米年長兩歲的姐姐唐娜才知道，他們的父親在他們小時候喝得很兇。我和唐娜談了兩次，第一次她說：「我童年過得很自在，我的弟弟妹妹有不同的看法……但我認為我們的成長過程很愉快，很快樂的一家人……」

「吉米就是個小男孩，快樂的小孩。我們常常一起玩，會去後院打水仗，就是玩水槍，他一直是有張快樂臉龐的小孩。」

「妳記憶中的父母是什麼樣子？」

「我爸非常和藹可親，很有趣的一個人，他常常會跟我們開玩笑、打鬧、搔癢逗弄我們。他很會模仿，他會模仿唐老鴨，別人家的小孩會來我們家說：『叫你爸學鴨子說話。』」

「他很逗趣，但他說的話你一定要聽。我們會跟他玩鬧，可是爸爸說話的時候很有威嚴……他要是不開心或生氣，如果他受夠了，那就完了。如果他叫我們做什麼，就一定要去做。」

「為什麼？」

「不然就會被處罰、大聲責罵。」

唐娜十九歲時結婚，搬到別的地方。吉米二十二歲之前都住在家裡，某次藉口要去溫哥華找朋友，然後打電話回家和爸媽說他不會回來了，後來就只偶爾回家。

「他跑掉了。」

「他就打電話說他不回來了。他在櫥櫃最上層的抽屜留了一封信解釋原因。」

「對，至於原因，我記得他和我爸媽說：『我不敢告訴你們，因為我不想傷你們的心……』」

「所以說，吉米覺得自己要是獨立，會傷了父母的心。」

「我們幾個小孩都這麼覺得。對我媽來說，小孩就是全世界，我們是她的一切。她想要做到盡善盡美，但她也很黏我們，我很困擾，但吉米最嚴重。現在回想起來，我發現我們太黏彼此了，到了一種不健康的地步。我覺得父母遲早要放手讓小孩自主，但情感上，我媽放不開。我覺得對他們有義務，吉米的這種感覺一定比我嚴重好幾倍。正常來說，隨著小孩長大，父母應該要理解並接受和孩子分開。」

「吉米人是跑到西岸了，但不代表他內心也獲得自由。」

「當然沒有，他覺得很愧疚，他覺得非常非常糟。他是跑到西岸了，不過他無法排解這種情緒。」

唐娜說，即使到了人生的終點，吉米還是覺得難以承擔父母情緒上的痛苦。「勞動節週末前，吉米打電話給我，告訴我黑色素瘤的狀況，他說：『唐娜，我沒辦法打給爸媽，我無法處理他們的情緒，你可以幫我打嗎？』我說沒問題，我會幫你打。然後他說：『跟他們說不要哭哭啼啼的打給我，我會受不了。』」

我和唐娜說，也許她回想到的「快樂臉龐」並不是真實的，至少其中有某部分可能是吉米面對父母的焦慮與怒氣而發展出來的應對機制，這樣可以避免他們的情緒讓自己感到痛苦。吉米藉由否定自己的情緒來安撫父母。

談話過後幾天，唐娜打給我。我們之前的談話喚醒了她許多回憶，她需要談一談。

「那天跟你談完之後，我就和平常一樣，晚上上床睡覺，不過凌晨四點就醒來，太神奇了，好多回憶都湧上來。」

「你提到琳達說吉米內心很鬱悶，似乎是和父親有關。我很瞭解吉米，沒錯，他內心很憂鬱。我可以回想到他還小的時候，我爸和他一起做過的事就是在客廳的地毯上稍微打鬧，他們很開心，但我只想得起這一件事。除此之外，爸爸從沒參與過吉米的人生，從來沒去看他的曲棍球比賽或和他玩。」

「最扯的是，爸爸總是說他很愛我們，可是他做的事很傷人。我有一個弟弟很胖，我爸會在大家面前取笑他，他會說一些難聽的話，對吉米也是這樣。」

「我從來沒對我爸生氣，我一直為他開脫，也許是有意識的，也許是無意識的。那天晚上，我突然感到很生氣，我想到吉米和他的成長過程與人生中的一切。我一直想到爸爸老是在大呼小叫，不管是要修東西但手邊沒有合適的工具，或是螺絲掉地上了，或是某件事沒照慣例進行，他就會大聲怒吼，我們都很害怕，然後逃開。突然之間，我想起他的聲音、喊叫、怒罵，我覺得沒有人該生活在這種情況之中，我們不該經歷這樣的生活。」

「即使到了最後……我爸來看吉米，他們從東部開車過來，其實都是我妹和妹夫開車，我爸一路上都醉醺醺的。那時是吉米住進安寧病房的前幾週。我爸走進公寓，就坐在那喝酒，連走進臥房看他兒子都不願意。」

「我們都試著為他掩護。我們不想讓吉米知道爸爸不敢面對他、不敢看到他生病的樣子。最後，爸終於鼓起勇氣，走進房間問他：『吉米，要幫你拿什麼嗎？你需要什麼嗎？』」

「我爸走出房間，走到冰箱前，突然說：『怎麼連蘋果汁都沒有？真不敢相信！』」然後又開始在公寓裡對我們怒吼抱怨。我們都傻住了。他拿起外套怒氣沖沖的出門去買蘋果汁給吉米。

「然後我爸就回家了，就這樣。他沒有去醫院看吉米。他就直接回去，那是他最後一次見到吉米。有一件事很奇特……琳達和吉米在他死前五天結婚，那時琳達懷著艾絲黛。」

「吉米那天幾乎是半昏迷狀態。」

「對，止痛藥的用量增加很快，他昏昏沉沉的。」

「我一直想到一件事……婚禮之後，吉米很虛弱，不過他把手舉高然後說：『你看，你看，就跟爸爸的戒指一樣。』他的婚禮樂團也和我爸的一樣。很奇特，那是吉米親口說的，『就跟爸爸的戒指一樣。』」

吉米這種情緒應對的模式，在惡性黑色素瘤患者之中，早已廣泛被記錄過。一九八四年一項研究評量了三個族群對壓力刺激的生理反應，三組研究對象分別是黑色素瘤患者、心臟疾病患者和沒有病症的對照組。每位受試者都接上一台膚電儀，記錄他們觀看可能引發心理壓力的投影片時，皮膚上的電流反應。投影片會顯示辱罵、令人不快或抑鬱的字句，例如「你好醜」、「你活該」等。除了膚電儀記錄受試者的生理反應，研究人員也會詢問他們閱讀各個句子時，感覺平靜或困擾的主觀認知。研究人員因此可得出每位受試者神經系統實際感受到的沮喪程度，同時也記錄了受試者對於情緒壓力的主觀感知。

三組受試者的生理反應都相同，不過黑色素瘤組否認因投影片上的文字而感到焦慮或沮喪的機率最高。「這項研究發現，惡性黑色素瘤患者的應對反應與習慣可以被描述為『壓抑』，這與心臟疾病患者的反應差異相當大，後者顯現全然相反的應對模式❷。」

黑色素瘤組的壓抑程度是三組受試者中最高的；而心臟病組似乎是最不壓抑的。（這並不代表心臟病患者的反應有益健康，事實上，壓抑與反應過大之間的中庸狀態才是健康的。）這份研究顯示，人們感受到情緒壓力時，身體系統會出現可以量測的實質影響，同時仍然可以在毫無意識的情況下，完全將自己的感受隔離開來。

「C型」人格的概念是在研究黑色素瘤患者後首次被提出來，比起一般人，癌症患者身上更常見到這種人格特質。「A型」人格的特徵包括「易怒、緊繃、急躁、好鬥、控制狂」，這種人易患心臟疾病。「B型」人格的人安定、溫和，有能力感受並表達情緒，不容易被煽動，情緒也不會失控崩潰。「C型」人格則是「極度配合、有耐性、被動、缺乏鬥志、順應……C型人格和B型有相像之處，因為兩者表現得都很隨和、好相處……不過B型能夠表達憤怒、恐懼、傷心等情緒，而我們認為C型人格會壓抑『負面的』情緒，尤其是怒氣，同時表面上還是努力維持著堅強快樂的假象[3]。」

會不會是疾病改變了患者的性格，影響患者的應對方式，因此也許無法反映發病之前的情緒運作模式？不過從吉米太太跟姐姐所講述的故事可以看出，吉米終其一生都有壓抑、「和善」、缺乏衝勁等情緒模式，是源自他很小的時候。研究人員在研究黑色素瘤患者對壓力的生理反應後，注意到：「人在被診斷出罹患某種疾病後，不管是癌症或心血管疾病，患者慣常應對壓力的方式都不會有急遽變化，也不會突然發展出新的應對模式……面對壓力時，人們通常會使用現有的資源與防禦機制。」

心理壓力是如何轉變成惡性的皮膚病灶？未暴露於陽光下的身體部位，其黑色素腫瘤的數量之所以增加，荷爾蒙很可能是部分原因。研究者指出，荷爾蒙可能過度刺激製造色素的細胞❹。

從許多其他癌症病患的研究中也發現了黑色素瘤患者所具有的C型人格特質。一九九一年，澳洲墨爾本的研究人員曾調查結腸或直腸癌患者有無任何人格特質方面的危險因子。研究人員比較了六百多位剛被確診的患者與人數相當的對照組，發現癌症患者更常顯現以下特質：「否認並壓抑怒氣等負面情緒……維持『和善』、『好人』的外在表現，壓抑可能冒犯他人的反應，避免衝突……。以直腸癌來說，這種情緒模式的風險與過去所知的危險因子，如飲食習慣、酒精攝取、家族病史等，是互為獨立的因素❺。」腸道癌症的病例中，患者自述憂鬱的比例也較高。我們已經看到，乳癌、黑色素瘤、攝護腺癌、白血病、淋巴瘤、肺癌患者身上都有相似的特質。

約翰霍普金斯大學的研究人員曾進行過一項長期的研究，試圖瞭解年輕人的心理生物學特質，能否用來預測未來容易罹患什麼疾病。接下來的十八年，共一一三〇位進入醫學院的白人男性學生接受了心理測驗，測驗問題包括情緒應對方式以及童年與父母的關係。研究人員也記錄了受試者的生物數據（例如脈搏、血壓、體重、膽固醇指數）以及生活習慣，如抽菸、咖啡及酒精攝取。研究結束時，幾乎所有受試者皆已畢業，而且多數為醫生，年齡分布為三十至六十多歲。研究人員檢視其健康狀態時發現，多數人保持健康，但也有人罹患心臟病、高血壓、心理疾病、癌症或已自殺，各項疾病的人數大致相同。

當初研究人員構想此項計畫時，並未預料到癌症會和受試者原本的心理因素相關，不過其研究數據確實顯示了此種關聯。癌症患者與自殺者的個性呈現驚人的相似性：「研究結果似乎顯示，癌症患者『比其他群體更傾向否認並壓抑會引發衝突的衝動及相關情緒❻。』」

研究人員發現，健康的多數人和各個疾病患者是各自有一套獨特的心理特質。後來罹患癌症的那些醫學院學生受試者，憂鬱、焦慮及憤怒部分的得分也最低，他們同時也是和父母最疏遠的群體。所有群體中，癌症患者最無法表達情緒。這是否代表存在著所謂的「癌症性格」？答案並非簡單明確的是或否。

黑色素瘤的例子顯示，試圖將罹病原因簡化為單一因素是徒勞的。白皮膚本身並不是罹患這種癌症的原因，因為並非所有白皮膚的人都會得到黑色素瘤。光是紫外線對皮膚的傷害也不足以致病，因為只有少數被曬傷的淺膚色的人會得到皮膚癌。壓抑情緒本身也不是所有惡性黑色素瘤的成因，因為並非所有情緒壓抑的人都會得到黑色素瘤或其他癌症。不過加總以上三種因素就有可能致命。

雖然我們不能斷言某種人格類型會導致癌症，但某些人格特質比較可能造成生理壓力，因此確實會提高罹癌的機率。壓抑、無法拒絕他人、缺乏憤怒的覺察，這些特質會使個人比較容易陷入情緒無法表達、需求被忽視、善良被濫用的情境。不論個人有沒有意識到壓力，這些情況都會誘發壓力。多年來一再發生、程度倍增之下，可能會傷害身體的衡定狀態與免疫系統。削弱身體的生理平衡與免疫防禦、進而提高罹病機率或降低抵禦能力的，並非個性本身，而是壓力。

也就是說，人格特質連接了生理壓力，然後通往疾病。某些特質（也就是應對方式）會增加慢性壓力的可能性，進而提高罹病的風險。這些特質的共通點就是貧弱的情緒溝通能力。如果一個人無法學習如何有效表達自己的感受，這些情緒經歷可能會轉化成傷及生理的狀況。而能否學會表達情感，童年是關鍵時期。

成長的過程決定了我們身體與心靈的關係。童年時期的情緒環境會與個人天生的脾性相互影響，形塑出人格特質。所謂的人格並不是固定的特質，而是我們在童年時期發展出來的應對機制。天生的「特質」與「對環境的反應」是兩個截然不同的概念，前者是個人固有的個性，無關環境，而後者是為求生存而發展出的行為模式。

某些特質我們以為是天生的，其實可能不過是習慣性的防禦機制，在無意中培養出來的。人們通常會認同這些習慣，以為是自己無法剔除的一部分，甚至可能會因為某些特質而厭惡自己，比方說，可能有人會形容自己是「控制狂」。事實上，人類沒有與生俱來喜好控制的性格傾向。「愛控制」性格的根源是深層的焦慮。如果幼兒或兒童認為自己的需求無法被滿足，可能會發展出類似強迫症的應對方式，對枝微末節焦慮不已。這類人害怕自己無法控制事情的發展時，就會感受到極大的壓力。他們在不知不覺中相信，一定要掌握生活和環境中的每一個面向，才能確保自己的需求獲得滿足。這種習慣一開始只是面對情緒剝奪時別無他法的反應，不過隨著年紀增長，其他人會因此討厭他，他也會厭惡自己。控制的欲望並不是與生俱來的「特質」，而是「應對方式」。

情緒壓抑也是一種應對方式，而不是無法改變的人格特質。本書中接受訪問的眾多成人中，沒有一位被問到以下問題時，能給予肯定的答覆：孩童時期，如果感到傷心、沮喪或生氣，有沒有人可以傾訴，即便那個人就是引發這種負面情緒的人？在我二十五年的臨床經驗中（包括十年的安寧療護經驗），我從來沒聽過有癌症病患或慢性疾病患者對以上問題給予肯定的答覆。許多孩童被制約為要壓抑情緒，並不是因為受到刻意的傷害或虐待，而是因為父母自己也不知道如何面對自己童年時期感受到的焦慮、憤怒或傷心，或者單純因為過於忙碌煩擾，而沒有注意到孩子的情緒。養成終身壓抑習慣的原因很簡單：「我爸或我媽需要我快快樂樂的」，這使眾多小孩成長為背負壓力、抑鬱或患病的大人。

吉兒是一位芝加哥的製片人，她罹患晚期卵巢癌，她承認自己是完美主義者。她的一位朋友告訴我，她在診斷出來的前一年就很擔心吉兒，因為她目睹吉兒撐過一段壓力極大的時期，她說：「我當時就覺得，這遲早會演變成心理負擔以外的問題。」

「大約三年前，吉兒與人合作製作影片。製片公司表現不佳，整件事變成吉兒的一場夢魘，因為她覺得自己必須完成整個專案計畫。一旦她加入了，就一定要交出高品質成品。她花費的時間比所獲得的報償多了三至五倍，我認為這是吉兒的身體再也受不了的一大原因。」

我和吉兒的訪談很有啟發，她十分的坦白，但心理上仍然充滿否認。吉兒詳細講述了她和父母跟配偶關係中的壓力，卻徹底否認這可能是她患病的原因。她五十歲，能言善道，常過於深入講述每個話題的繁複細節，我認為這是她掌控焦慮感的方法。對話中如果出現沉默，即便非常短暫，吉兒顯然會感到不自在。我們第一次見面時她戴著假髮，她的頭髮因化療而脫落。

她在婚姻中扮演了母親般的角色。當吉兒的丈夫克里斯得到一種急性疾病而虛弱不已時，她以母親般的關懷和奉獻照顧他、打電話給醫生、徹夜照料，確保他獲得妥善照顧，同時還得兼顧工作。這段期間，吉兒還要準備全國研討會的報告，並為初出茅廬的製片人後輩組織夜間讀書會。才剛結束讀書會，吉兒隔天就要出發參加研討會，半夜兩點連忙收拾行李，趕搭早晨的班機。

照顧先生的日子結束後不久，吉兒開始察覺卵巢癌最初的症狀。不過先生對她的照顧簡直是天差地別。幾個月來，克里斯不曾替她詢問過醫療問題，似乎沒有察覺她的痛苦，也沒發現她體重下滑，這段期間吉兒可說全是「靠止痛藥撐著」。吉兒說：「連在電梯裡碰到的陌生人都會問我『還好嗎？』」卵巢癌並不容易發現，醫生花了好幾個月才做出正確診斷。

吉兒得知自己罹患卵巢癌後說的第一句話是：「我可憐的丈夫和母親，我是他們的支柱啊，我對他們感到抱歉，他們要失去我這個支柱了。」

婦科腫瘤科醫師向夫妻倆說明了預後的狀況，指出由於吉兒獲得診斷時已是晚期，所以五年以上的生存率不高。克里斯處於否認的狀態，吉兒說：「他好像沒聽到。我剛接收到這些訊息，需要談一談，但開車回家的路上，克里斯只是一直在那裡說我們要對抗癌症、戰勝病魔。他真的不記得醫生對於預後的說明了，之後也沒想起來，完全不管。」

除了要面臨手術，吉兒還得應付決定要過來陪伴的母親。「她本來沒有要來，她已經習慣被當作大家的注目焦點，而且她不喜歡搭飛機。可是大家都對她說：『妳女兒要住院耶，妳不去陪她嗎？』所以她只好當個盡責的母親，過來陪我。」

「如果妳是這麼看待這件事，妳對她過來覺得如何？」

「一開始我很高興她沒有要來，我不希望她過來。我知道她只是利用我來扮演好媽媽的角色，從我爸過世之後就一直是我在照顧她，我爸交代我要照顧我媽。」

「我猜你從出生起就一直在照顧媽媽。」

「對，從我出生開始。我爸以前常對我說，不要管她。他很有保護慾，又常對媽感到惱怒，可是又以某種扭曲的方式愛她。他也很瞭解我媽的侷限，所以他犧牲自己，盡可能包容她。」

「有一次我爸去機場接我，我剛從東南亞出差回來，我累壞了。我媽是老師，我爸想要載我去學校，他說：『跟妳媽打聲招呼，她和學生都在等妳』，我說：『爸，不要，我不想去，我很累了，這趟旅程榨乾我了，我只想回去休息。』『就為妳媽去嘛，她很期待的。』他就真的開車把我載去學校，我媽和學生在那邊等，我爸還叫我戴著我買回來的斗笠，逗大家開心。我媽一生都被百般呵護，我爸知道她就是要這種面子，讓她炫耀給學生看，她女兒出國，然後回來看她。我為了討好父親扮演這個角色，這種事常常發生。」

「妳不會鼓勵小孩堅定地表達自己的立場，不要被迫以那種方式去照顧別人嗎？吉兒，妳生了重病，即將面臨重大手術，而妳媽不只來了，她還待了一整個月。」

「她很煩人，一整個月我都要滿足她的要求，真的，我很盡責，非常非常盡責。是我在照顧她，我撐過來了，我和朋友說這件事，他們都叫我不要讓她來。」

「我想過很多次，如果我的小孩要開刀，不希望我去陪，我會接受。不過，我會希望就算我在場，他們也能感到自在。但如果我不配合我媽，我會感到有罪惡感、心情很糟，這對我來說是更大的壓力。」

吉兒回想自己的童年，當時她並不是順從的小孩，反而很叛逆。「我不是個乖小孩。我爸說他絕對不希望我有像我這樣的小孩，我是爸媽的大麻煩。青春期時他們也覺得我很難搞。我大學時成績倒是不錯，不過我不喜歡上學。後來我結婚了，丈夫是專業人士。所以對我爸媽來說，結果還不錯。」

吉兒的媽媽在我們訪談後不久過世，即使吉兒即將面臨人生終點，她還是覺得有必要照顧母親。她所寫的訃文感謝母親大老遠前來陪伴，並在卵巢癌手術後照料自己。

第十章　55%的解決方法

十四年前，瑪莎三十九歲，她從亞利桑那州鳳凰城一路來到明尼蘇達州的梅奧醫院，徵詢第二位醫師的意見。腸道專科醫師建議她切除整個大腸，這樣才能控制克隆氏症的病情。瑪莎說：「如果醫生說要接受手術，我會接受的，只是很不情願。」

十五多年來，瑪莎時不時腸道出血、貧血、發燒、疲倦、腹部疼痛。這些症狀是在她第三個小孩出生之後不久開始出現的。「那是我人生中非常忙碌的一段時期，非常徬徨。我丈夫傑利在蒙大拿州讀牙醫，最後一年了，我那時二十三歲，有三個小孩。」那時瑪莎的小孩分別是四歲、兩歲、五個月，一家人沒有收入，所以瑪莎要一邊顧小孩，一邊能找到什麼工作就做什麼。傑利畢業後，一家人搬到鳳凰城，傑利在那裡開業。

「我身體不舒服，第三個小孩出生後，我累到完全沒有知覺。我在鳳凰城完全沒有朋友，我一開始就不想來這裡，我想要待在蒙大拿。而且，我丈夫有過外遇，那是壓倒我的最後一擊。我開始感到腹部疼痛。」

幾個月後，夫妻兩人回到蒙大拿參加傑利的畢業典禮，「那時候我腸道出血，我婆婆在診所工作，她看到我不對勁，馬上送我去醫院。就是那時候診斷出克隆氏症的」。克隆氏症是炎症性腸病（ＩＢＤ）的兩大類型之一，另一種是潰瘍性結腸炎。兩種的特徵都包括腸道發炎，不過發炎模式不太一樣。潰瘍性結腸炎比較常見，發炎的起始部位是直腸，然後向上蔓延，可能擴及整個結腸。此類型的發炎範圍是連續性的，不過深度只限於表層的黏膜。

而克隆氏症的發炎會深入整個腸壁，從食道到大腸，消化道任何部位都可能受到影響，不過最常見的發炎部位是迴腸，也就是小腸的第三段（最後一段），也會影響到結腸。不像潰瘍性結腸炎，克隆氏症的發炎範圍不是連續性的，因此正常組織和發病部位會交替出現。ＩＢＤ也和關節、眼睛、皮膚的發炎有關。

ＩＢＤ的症狀和發病部位有關，兩種類別中，腹瀉和腹部疼痛都是常見的症狀。患者可能一天排便數次，甚至可能失禁。如果影響到結腸，就可能出現血便，或和瑪莎一樣單純出血。克隆氏症患者尤其常出現發燒和體重減輕等症狀。還可能出現其他併發症，例如發炎所造成的瘻管（腸道與皮膚或陰道等其他器官之間所形成的通道）。所有年齡層都可能出現ＩＢＤ，但尤好發於年輕人，最常見的發病年齡為十五歲至三十五歲之間。

瑪莎入院接受皮質酮治療後，症狀很快就穩定下來。不過出院後不久，瑪莎又開始出血，只好再次入院。「我接受了輸血，不過到出院的時候我又開始出血了，那一次我直接休克，進了加護病房。出院後我試著想振作起來。」

「我發現，我大概是不想要回到婚姻中，不想回那個家。不然我想不通為什麼每到該出院的時候，我就開始出血。我為什麼不直接離開我丈夫呢？我想我那時候還太年輕吧。其實，我回家後發現他又外遇了。我說：『我要走了，夠了。』我應該那時就離開的，但我還是留了下來。」

「接下來的三、四年我都病懨懨的，我常常感到疲倦。我最大的孩子，那時應該五歲了，得幫我帶另外兩個小孩，因為我多數時間只想睡覺。」

「那段時間妳丈夫在做什麼？你們的關係如何？」

「我一直為他妥協。他很易怒，我很怕他。他會用肢體動作威嚇我，雖然從來沒打我，但他會大吼、威脅，很有攻擊性，而且還喝很多酒。有一次他在孩子面前羞辱我，情況很糟，他就站在我面前對我怒罵。」

「我一直默默承受，他很會歪曲事實，有辦法把所有錯都推到我身上，總是讓我感到很不安。有時候我真不敢相信他怎麼能把事情都扭曲成是我的錯。」

「有沒有人跟妳提過，妳的病可能和壓力有關？」

「沒有，沒有醫務人員提過這件事。不過醫院有一張問卷很有意思，上面問：『過去一年來，是否發生任何重大事件？』我記得看到這道問題時想著，天啊，總算有人真的關心我生活中的事情了，那對我來說很重要。」

醫學界認為ＩＢＤ是「自發」性疾病，成因不明。遺傳有些許影響，不過不是主因。約有10-15%的患者有ＩＢＤ的家族病史，一級親屬中患有ＩＢＤ者，其罹病風險約為2-10%❶。患者常直覺認為ＩＢＤ和生活壓力有關，就像瑪莎把出血和壓力聯想在一起，事實上，研究顯示「多數ＩＢＤ患者認為壓力是疾病的主要肇因❷。」

對瑪莎來說，她到梅奧醫院就診的前一年所發生最直接的壓力源，就是她兩個青少年女兒離家到加州上大學。丈夫對她的情緒暴力不斷，雖然不再酗酒，但又染上賭癮，她很依賴女兒的情感支持。一旦兩位女兒離家，瑪莎的病情就惡化到必須動手術的地步。瑪莎後來透過諮商才逐漸瞭解，她的情緒發展有多不完整，而且依賴他人。

提姆，五十二歲，患有潰瘍性結腸炎，承認自己亟需取悅他人。「我花了大把時間安撫別人，想讓別人感到佩服，卻沒有審視自己的內心。」提姆有兩位哥哥，都沒有穩定受認可的職業。其中一位五十多歲了，最近才結婚。提姆的媽媽對他兩位兄長很嚴厲，而提姆極力避免受到相同的批判。

「我覺得自己是完美的兒子，結了婚、買了有圍欄的房子，還有三個小孩。也許某種程度上，我在不自覺中想盡力討好我媽。」一項針對潰瘍性結腸炎的研究發現：「潰瘍性結腸炎患者的母親愛控制人，且傾向自認為犧牲者❸。」沒有人會刻意成為自己孩子的犧牲者，或故意變得愛控制。另一種比較不帶批判性的說法是，小孩自以為需要為母親的痛苦情緒負責。

提姆注重細節，到了斤斤計較的地步，他的太太南西說：「他把每一件事都安排得過於仔細，他常常問我：『這事妳有時間表嗎？別忘了做時間表』，快把我逼瘋了。」

前述的研究檢視了七百餘位潰瘍性結腸炎患者，做出的結論是，有很高比例的患者「有強迫性人格特質，注重整潔、守時、認真、盡責。其他特質還包括情緒表達拘謹、過度理智化、對道德及標準行為的態度僵化固執……類似的特質也常被用來描述克隆氏患者的性格❹。」

提姆表示自己對人對己都很嚴厲，這又是另一個使他會批判自己的特質。「我是完美主義者，我覺得自己沒有人類與生俱來的同情心，我比較冷血。十五年來，就算我一天要跑廁所十二至十五次，甚至血尿，我都沒有請過假。昨天有一位員工請假一天，他家的狗前一天晚上死了。我的反應是：『什麼？他沒來上班就因為狗死掉？只不過是一隻狗啊，怎麼這樣就不來上班？』其他員工說：『你沒養過狗嗎？你是沒心沒肝嗎？』但我就是沒辦法理解。」

道格拉斯．卓斯曼（Douglas Drossman）醫師是國際知名的腸胃學家，任教於北卡羅來納大學醫學暨精神病學教授，同時也是美國腸胃學會官方期刊《腸胃學》的副主編。卓斯曼醫生認為腸道疾病不只是生理系統出問題，也反映了生活中的壓力。他一直以來都力倡這個觀點。一九九八年卓斯曼醫師以此為主題寫了一篇開創性的文章，文章中寫道：「根據臨床報告、現有的研究文獻與臨床經驗，我認為至少有間接證據可以證明，心理社會因素會影響患病機率與疾病活動，最可能的機制就是透過心理免疫途徑❺。」

IBD的發炎現象是腸道免疫活動失調的結果。腸道的功能除了消化和吸收外，也是身體抵禦外界入侵的主要阻礙之一。腸道內的東西都只是暫時經過，仍然屬於外界，物質和有機體必須穿透腸道黏膜後，才算是真正進入身體內部。由於腸道組織的保護功能對身體健康十分重要，因此腸道備有自己的免疫系統，會和身體整體的免疫系統合作防衛。

發炎是身體的巧妙機制，可用來隔離並摧毀有害的有機體或有毒粒子。方式包括組織腫脹以及湧入大量免疫細胞與抗體。啟動防禦功能時，腸道的黏膜處於「持續受控或協調的發炎狀態❻」，這就是健康人體內通常的情況。

免疫機制的強大破壞力必須受到精準調節，確保平衡，如此方能執行其保衛任務，同時不傷害到它負責守衛的脆弱身體組織。有些物質會引起發炎，有些會抑制。如果平衡被打破，就可能引發疾病。腸道若無力啟動發炎反應，則可能會招致致命的感染；

另一方面，如果無法抑制發炎反應，那麼可能會傷到腸道組織。就如同一篇期刊文章所指出的，ＩＢＤ最主要的異常其實就是腸道黏膜中「促進發炎與反發炎」分子產生的失衡現象。情緒因素可能會透過ＰＮＩ超系統的神經和免疫途徑產生作用，破壞平衡，引起發炎。如加拿大研究人員指出，「腸道生理的絕大多數面向會受神經免疫因素影響[7]。」

神經系統深受情緒影響，進而又與免疫管控和發炎反應密切相關。神經肽是一種神經細胞分泌的蛋白質分子，作用是促進或抑制發炎。腸道內最容易發生ＩＢＤ的部位，神經肽濃度很高。局部發炎反應的調節與身體的壓力反應都和神經肽有關。舉例來說，有一種神經肽叫做Ｐ物質，它能誘使特定免疫細胞釋放組織胺和攝護腺素等會引起發炎的化學物質，因此能有效刺激發炎反應。腸道中的免疫細胞也和神經細胞密切相關，造成慢性壓力的情緒處理模式可能會透過ＰＮＩ超系統的中介，以及由壓力啟動促進發炎的分子，引發腸道中的發炎性疾病。

腸道不只是消化器官，也是一個感覺體系，擁有自己的神經系統，與大腦的情緒中樞緊密相連。大家從字面就能瞭解「肝腸寸斷」是悲傷哀痛的意思，大部分人也都記得小時候緊張焦慮時肚子痛的感覺。腸道的感覺，不論舒服或不適，都是身體與外界互動時產生的正常反應，幫助我們理解周遭所發生的事件以及安全與否。噁心感、腹痛或溫暖舒適的感覺都能引導我們瞭解發生了什麼事。

腸道會分泌自己的神經傳導質，也會受全身荷爾蒙系統的影響。腸道是身體抵禦有毒物質的重要防線，扮演免疫防禦的重要角色。腸道的運作與心理活動密不可分，無時無刻不在評估環境所帶來的刺激並做出反應。腸道組織的健全會大幅受心理因素影響，對發炎、甚至惡性病變的抵抗力也容易受情緒壓力影響。一份的義大利研究顯示，以潰瘍性結腸炎來說，「長期壓力會在數月至數年內提高惡化的風險[8]。」

諾爾．赫許菲德醫師是一位腸胃學家，之前他的讀者投書激起我對心理神經免疫學的興趣。一九九九年，他在《加拿大腸胃學期刊》中發表文章，指出ＩＢＤ用藥的臨床試驗中，有安慰劑反應的比例為六成，而其他以麻醉劑與安慰劑控制疼痛效果的對照實驗中，有安慰劑效應的患者比例為55％。抗憂鬱藥物的對照實驗比例也是55％，這就是所謂的「55％法則」。

多數人可能以為安慰劑純粹是想像力的作用，是一種「心智勝過物質」的案例。不過安慰劑效應雖然是由想法或情緒所引發，但完全屬於生理學的範疇，是身體啟動了神經與化學活動，以舒緩症狀或促進治療。

赫許菲德醫師提議研究那些藉由安慰劑改善病情的患者有何特點。「他們是什麼樣的人？他們生活在什麼樣的環境中？過去哪些經驗使他們產生這樣的反應？他們過著什麼樣的生活？他們對現在的處境、成長過程、婚姻、與社會的關係滿意嗎？」不論病患復原良好或狀況不佳，很少有醫生會問他們這些問題，不過只要問了，答案都會很有啟發性。赫許菲德醫生在文章結尾提出一個在現今醫學氛圍下看似激進、不過其實合理又實際的建議：「也許我們應該教導醫療同仁關於疾病的心理社會面向、康復的心理動力，以及治癒的生化機制；並且教導他們，並非所有人類疾病都能以內視鏡、活體組織切片等『高科技』方式來解決，這些方式只能確認病症，無法提供治療[9]。」

提博是我一位朋友，有過一次嚴重的潰瘍性結腸炎發作經驗——那也是唯一的一次。那時他承受「可怕的絕望、恐懼跟憂慮感」。他二十歲出頭時父親過世，扶養母親跟妹妹的責任突然就落到他的肩上。提博的母親因為健康狀況不佳而被解雇，且看起來很難再找到另一份工作。提博回想：「我不知道要怎樣才可以有自己的人生。」他發高燒、結腸出血，被送進醫院。

「他們給我類固醇。我住院住了三週，不過一開始接受治療後，我的狀況就開始好轉，我喜歡護理師圍在身邊的感覺，那時醫院還沒有縮減人力，護理師有時間照顧病患。醫生告訴我很多未來可能發生的可怕狀況，像是生病、癌症等等。我心想：『我才不要變成那樣。』我搜集很多這種疾病的資訊，讀到有人說潰瘍性結腸炎可能是心理因素引發的，和壓力有關。所以我買了一本傳授放鬆技巧的書，我按照書中的指示躺下來，放鬆腳趾、舒展腿部、放鬆全身。」

「我好久沒有吃藥了，只有住院的時候有吃藥。他們告訴我要遵從各種飲食方式，但我心想，我才不要那樣過活。不管怎樣，我決定要掌控情況，下定決心不要讓外界壓力影響我，有意識地盡量減少生活中的壓力。之後的三十年，我很幸運只發生偶爾腹瀉或出血，都不需要吃藥或就醫。」

我並不是建議ＩＢＤ患者都躺下放鬆腳趾頭來治療，不過我朋友的經驗中很重要的一點是，他很快就決定要為自己的人生負起責任。

就如同赫許菲德醫生所提到的，ＩＢＤ的最終解答也許不是某種最新科技或神奇藥物，而是喚起患者的自癒能力，運用那55％的解決方法。

第十一章　都是腦袋的問題

派翠西亞最近似乎被激怒了。「那些醫生讓人火大，一副高高在上、看不起人的樣子，當著我的面說我是裝的，叫我不要再問其他醫生的意見了，還說我根本不會痛。」

派翠西亞是一位店員，二十八歲時切除膽囊，卻還是持續腹痛。「我都說自己是假性膽囊炎。我比較多是肚子被灌滿氣的那種痛，肚子會鼓起來，然後嘔吐，吐完會好一點。我會去急診，他們要嘛不理我，要嘛就是說我沒有膽囊，不可能有這些症狀。之後我開始對一些食物過敏，也更常拉肚子。」

派翠西亞看過好幾位醫生，做過許多檢查，最後被診斷為大腸激躁症。醫學上稱腸躁症為一種功能性疾病，指其症狀無法以解剖學、病理學、生化學的異常，或是感染來解釋。有的醫生遇到有功能性症狀的患者，常會翻白眼，因為在他們看來，功能性在醫學上是被用來說「腦袋的問題」。這當中有幾分真實，因為患者的經歷有部分源自大腦。

費歐娜的病史和在急診室的遭遇，與派翠西亞很相似。她在二十出頭的時候，也做了膽囊手術，但腹痛的問題一樣沒有解決。

「我從那時候開始就一直痛，腹部會劇烈絞痛，爆痛的那種。醫生所有能做的測試都做了，還是找不到原因，他們就診斷為腸躁症。我沒有腹瀉或便秘，只有腹痛，會痛到上面來。」

我說：「嚴格來說，那不是腸躁症。」

「我一直都這樣講。我之前被診斷的病名叫作痙攣性結腸，現在改叫腸躁症。幫我診斷的是多倫多的醫生，我照了胃鏡、鋇劑X光，他們開一堆藥給我，換了三四種。那些藥根本就沒有用。」

「我可以好幾個月都沒什麼不舒服，然後偶爾幾天又發作。有時候痛只持續兩分鐘，有時候好幾小時，讓人很虛弱。發作時會嚴重絞痛，可以痛到喘不過氣。最近發作都很嚴重，可能發作一小時，感覺就像一年那麼久。」

「在多倫多的時候，他們不知道我哪裡有問題，只讓我在醫院吊點滴，這樣要痛起來的話，可以自己按止痛劑。有的護士跟我說，我去那裡只是想得到關注，才能拿到更多麻醉藥，說我對麻醉藥上癮了。我回說，那就不要再開給我，那只會讓人昏睡，根本是因為睡著才比較不痛。我討厭那個東西。」

腹痛是腸躁症的主要特徵，但是按照今天對腸躁症的定義，單憑腹痛不足以診斷為腸躁症。腸躁症患者必須在沒有病狀的情況下，經歷腹痛合併腸道功能異常，如腹瀉或便秘❶。症狀因人而異，也有可能同一人每次症狀不同。像派翠西亞的腸胃問題，就沒有固定的發作模式。

「我不是便祕就是腹瀉，幾乎沒有正常的時候。可以好幾天不大號，一大就拉肚子。有時候一天拉好幾次，有時候在廁所待三個小時還出不來。唯一不變的就是一直在變。有時是用噴的，有時不是。」

不確定性會讓醫護人員感到不安，使得像派翠西亞和費歐娜這樣的病人，生活變得極為痛苦。我們預期患者來看病的時候，身上的症狀和某種疾病剛好吻合，並且能從病理檢查得到明確的結論。誠如腸胃學家卓斯曼所言：「四十年前，醫療社會學者芮妮・福克斯（Renee Fox）提到，醫學生從學生的身分轉換到醫生，最難的是接受醫療實務本身的不確定性。可是傳統的生物醫學模式，遇到這些無法以原發疾病解釋的常見症狀，就會產生不確定性❷。」體檢數據、掃描檢查、X光檢查、抽血檢查、內視鏡檢查、切片檢查、肌電診斷檢查等結果，都擺在眼前，卻與患者的說法不符，我們自然會懷疑患者，隨之而來的就是不確定性。於是，患者發現自己被醫生隨便打發；更甚者，被指責對藥物成癮、神經質、「只想得到關注」。腸躁症、慢性疲勞症候群、纖維肌痛的患者，都常遭遇這種情形。

瑪格達本身是醫生，她很清楚自己肚子痛到沒力，去急診室不會有什麼改善。她同樣被診斷為腸躁症。「我大多是腹部疼痛和脹氣。因為沒有人找得到問題，就說是腸躁症。大腸鏡和各種檢查都做了，什麼都沒查出來。」

「我幾乎每天肚子痛。有時候痛得躺在辦公室地上，抱著熱敷墊，心想要怎樣才能撐過這個下午，要怎麼開車回家。我痛得十分厲害，而且常常痛。我有百分之八、九十的時間都在肚子痛，沒有一天到了中午還不痛的，而且好幾年了！我敢說其他人痛到這種程度，已經去急診了好幾次。只是我不會去那種地方，因為我知道去了會怎樣。我不覺得會有幫助。我沒去急診，但不是因為沒有那麼嚴重。」

腸躁症或是未診斷出疾病的腹痛，直到不久前，人們都還以為純粹是腸道異常收縮所致，因此稱為痙攣性結腸。但現在已經證實，這些功能失調不單是消化道的問題，有個關鍵是神經系統如何感知疼痛，並進行判讀。

這項新發現是由一些觀察研究中得來。其中，又以腦電圖和腦部掃描尤為特別。研究發現，以人為方式擴張腸道時，有功能性腹痛的受試者，和沒有腹痛的受試者，兩者的大腦反應具有典型差異❸。

欲研究腸道擴張造成的疼痛，也能在內視鏡前端套上氣球，伸進腸道後充氣。這類研究中，有功能性疾病的組別，都一再表現出「過敏反應」，並且表示實驗過程中產生的疼痛，和平常經歷的很像。有項研究比較充氣對患者和對照組的影響。「氣球充氣至60毫升時，6%的對照組和55%的腸躁症患者，感受到疼痛……在充入氣體的各階段進行估算，兩組受試者的腸壁壓力，都大致相同。然而，腸壁壓力引發疼痛之發生率，在腸躁症患者身上是一般人的近十倍❹。」

消化道的其他部位，從食道到小腸，都做過相同研究。結果顯示，有功能性腹痛的患者，其神經系統會從另一條路徑，將消化道的生理訊息傳送至大腦。卓斯曼教授寫道：「功能性疾病出現新的研究領域。我們花了數十年的時間，研究腸躁症患者的消化道生理學，和一般人有何不同，現在才開始發覺腦生理學的差異。」

正子放射造影（PET）這種掃描，透過記錄血流變化，測量腦區的活動。受試者的直腸膨脹時，正子掃描會顯示大腦有反應的區域。直腸擴張時，或甚至只是想到直腸會擴張，腸躁症患者的前額葉皮質會活化，一般人則不會❺。

前額葉皮質是大腦儲存情緒記憶的地方，會根據過去的經驗，解釋現有的生理刺激或心理刺激，最早可以回溯到嬰兒時期的經驗。此區大腦活化，表示發生了具有情緒意義的事件。曾經歷慢性壓力的人，前額葉皮質和相關結構，一直處於過度警覺的狀態，很容易感應到威脅。前額葉活化不是由個體有意識決定，而是許久之前形成的神經路徑，自動受到激發。

在另一項研究中，受到聲音刺激時，腸躁症患者的腦波，比對照組波幅更大，再次顯示患者在生理上過度警覺❻。

是什麼改變了他們神經系統的反應？只要我們將檢視的目光，從人體器官，擴大至患者的人生，答案就會浮現。腸道疾病的患者曾受虐的比例很高，尤其是腸躁症或其他功能性疾病的患者。

北卡羅萊納大學醫院腸胃科曾針對女性患者進行研究，44%的女性表示曾遭受性虐待和／或身體虐待。「有受虐經驗的女性，骨盆疼痛的風險高出四倍，腹部以外的症狀（如：頭痛、背痛、疲勞）多兩到三倍，手術次數也較多❼。」相同單位最近又做了研究，受訪的女性有整整三分之二經歷過身體虐待和／或性虐待。受虐的患者接受手術的次數同樣較多，例如膽囊手術、子宮切除術、開腹手術。她們也有「較多疼痛的情況、消化道以外的身體症狀、無法下床的天數、心理困擾、功能性障礙❽。」

生理上的直接創傷，像是嚴重的腦挫傷、神經斷裂或損傷，會對神經系統造成生理干擾，這是顯而易見的。但是心理創傷怎麼會影響疼痛感知？

消化道的神經系統有一億多個神經細胞，光是小腸的神經細胞就和整條脊椎的一樣多❾。這些神經細胞不只協調食物的消化吸收、排除廢物，也構成感官的一部分。消化道藉由收縮肌肉、改變血流、分泌大量生物活性物質，對情緒刺激做出反應。這種腸-腦的整合，對生存不可或缺。舉例來說，我們可能會需要立即將大量血液，從腸道輸送至心臟和四肢肌肉。

因此，消化道也佈滿許多感覺神經，能傳送訊息至大腦。直到最近人們才發現，與我們原先以為的相反，由腸道將訊息傳向大腦的神經纖維，竟遠比由大腦傳向腸道的還多⑩。

眼、耳、皮膚等感覺器官，將接收到的資料傳送至大腦，大腦再轉傳至消化道；或者更精確地說，是將大腦情緒中心解讀過的資料，傳至消化道。消化道隨之產生生理現象，強化我們解讀到的情緒，再將信號回傳至大腦，升高我們在消化道有意識所接收的感覺。假如我們無法接收消化道的感受，處境會變得危險。

不過很顯然，如果我們能感受到身體的每個微小變化，根本就沒辦法活。消化、呼吸、輸送血液至器官或四肢，以及其他無數功能，必須在不干擾意識的情況下運作。大腦需有感覺的臨界值或閾值，低於臨界值的刺激可以被接受，歸類為一般狀況；高於臨界值則會讓大腦警覺到，體內或體外有潛在威脅。也就是說，人體對痛覺等感覺，需有設定非常精密的自動感應器。

經歷太多「肝腸寸斷」的感受，神經系統會變得過度敏感。因此，疼痛由消化道經脊髓傳導至大腦的過程，會由於心理創傷有所改變，參與反應的神經會更容易受刺激。

創傷越大，感覺閾值會變越低。對神經系統已變得非常敏感的人來說，腸道內腔的氣體體積和腸壁壓力值，即使在正常範圍內，一樣會引發疼痛。

同時，前額葉皮質會進入高度警覺的狀態，對正常的生理過程有不舒服的反應。直腸擴張時，腸躁症患者除了會比一般人痛，也比較焦慮、激動、疲勞。在情緒壓力下，大腦皮質區會放大身體的不適感。

加州大學洛杉磯分校醫學院副教授、UCLA／CURE神經腸道疾病計畫共同主持人張林（Lin Chang，音譯），將現今對腸躁症的發現，概述如下：「外在壓力源和內在壓力源，都會誘發腸躁症。外在壓力源包括童年受虐和其他病理壓力，會改變壓力反應，讓個體更容易形成腸躁症。之後若是遇到感染、手術、抗生素、心理社會壓力源，皆可能導致發病和惡化⓫。」

壓力絕對有可能引起腸道收縮。舉例而言，曾遭受性虐待的女性，骨盆底肌肉長期緊繃，排便時無法放鬆，因此容易便祕。另外，曾受到極度驚嚇的人，會因壓力刺激，造成結腸不自主蠕動。有位將成為醫生的年輕人，曾在不知情的情況下，成為實驗中的受試者：「研究者精心安排了一場騙局，騙一位自願做乙狀結腸鏡檢查的四年級醫學生，他們發現到癌症。結果這導致他的消化道收縮力增加或痙攣，一直到騙局結束才改善。這類研究證實，壓力會影響患者和一般人的結腸功能⓬。」

這些關於腸躁症的新發現，也適用其他消化道疾病。派翠西亞除了有腸躁症，還有醫學難以解釋的火燒心症狀。她心酸地說：「我有一個很麻煩的消化道問題，一直診斷不出來。就算吃得再清淡，還是一樣胃酸過多，任何有味道的食物都不能吃。」

「我一直做檢查，他們一直說我沒問題……應該說，有一次的確有檢查到一點問題，但他們說，那點問題和我的實際感受，根本不成比例。他們把一個東西放進我鼻子，穿到食道，測胃酸的量，然後跟我說，測到一點點胃酸，但不至於讓我痛到這種程度。」

「我吃『保衛康』吃了三、四年，應該完全沒有胃酸過多的現象，而且本來應該只要吃六週。我也每天吃『治胃美懸液』或『嘉胃斯康』，還是有胃酸過多的症狀，但是他們卻測不出來。」

這種胃酸往上逆流至食道中所造成的長期困擾，稱為胃食道逆流。一九九二年，有項針對胃食道逆流患者的研究，探討胃酸逆流和壓力的關係。患者受壓力刺激時，火燒心的感覺顯著增加，但是胃酸的客觀測量值始終沒變。換句話說，壓力降低了疼痛閾值[13]。

腸胃專科醫生如果不了解疼痛的神經生理學或心理學，在用內視鏡檢查派翠西亞的下食道時，就會直接表示，他觀察到的逆流情況，不足以解釋其疼痛的程度。而同樣無所隱瞞的派翠西亞，每天都因為胃酸逆流極為不適，會覺得醫生很敷衍。

這裡並不是說，胃食道逆流患者沒有比一般人更常出現逆流的情形。或許有，而且同樣是腸—腦的問題。有研究者比較健康對照組和胃食道逆流患者，發現食道括約肌靜止壓低下的情形，比較常出現在患者的組別。食道括約肌的效能降低，會使胃酸逆流較常發生[14]。

我們的心智和大腦對胃酸逆流有什麼影響？答案是透過迷走神經。迷走神經負責調節下食道括約肌的彈性，並受下視丘影響。如先前所說，容易感受到壓力出現的皮質區，有大腦的情緒中心，會傳送訊息至下視丘。而胃食道逆流的患者，疼痛閾值低，加上食道括約肌過鬆，兩種現象都與壓力有關。

這一章裡的三位受訪者，只有派翠西亞的症狀加起來，有完全達到腸躁症的診斷標準，不過她們三位的疼痛情形很相近。在前述的北卡羅萊納研究中，多數患者都受過性虐待或身體虐待，但是這三位受訪女性，不管是小時候或成年後，都沒有這種遭遇。既然如此，她們的疼痛閾值低，要如何解釋？

神經系統的疼痛「自動感應器」，不一定要有受虐經歷才會下修感應標準，長期的情緒壓力便足以降低疼痛閾值，並致使大腦過度警覺。受虐固然是這類壓力的主要原因，不過成長中的兒童，還可能有其他更難以察覺、無形、卻也有害的壓力。許多家庭中都有這種沉重的壓力，雙親很愛小孩，很怕小孩受傷。有些小孩沒有受到任何虐待，甚至有被愛和被保護的感覺，他們則可能是有影響到疼痛感知和腸道功能的其他經歷。

讓瑪格達嚴重腹痛的急性壓力源，是與工作有關。當時她在紐約的醫院工作，原本的實驗室主任剛辭職，她和新任主管處得不好。「新的主管剛來就跟我過不去。現在回想起來，我覺得她從第一天開始，就在想辦法把我弄走。我愛我的工作，但我討厭那個工作環境，這種情況很慘，讓人非常緊繃、不舒服。」

「我工時超長，早上七點到辦公室，原則上，通常下午四點準時離開，除非有什麼會要開，還蠻常會有。我午餐時間不休息，其他時間也都不休息。我把工作帶回家，周末繼續做。我沒認真算過，但是我連續工作好幾小時，壓力超大，辦公室政治很黑，加上我很怕在我的領域找不到工作，這一科已經開始沒落了。但我又不想開診所，也不想回去重當住院醫生。」

「不管肚子多痛，我禮拜一早上七點一定會出現，而且從來不會把事情搞砸，從來沒有過。我沒請過病假，不給他們任何機會趕我走，他們永遠抓不到我的把柄。我不知道以後的日子要怎麼過，我非常非常想離開，但是不知道要去哪。」

瑪格達生於二戰後的東歐難民營，父母是猶太大屠殺的波蘭倖存者。父母的苦難一直讓她有很深的罪惡感，覺得自己要為了他們負起責任。她決定從醫不是出於本意，是因為考慮到父母的需要和期望，也讓父母可以不用替她的未來擔心。

「看我天生的強項，會發現我對語言很擅長，很會說理。如果可以自由選擇，我絕對不會學醫。其實我很討厭醫科，可是我必須騙自己。」

「很多上課內容我都不喜歡。我的解剖學差一點就被當掉。根本是惡夢，微積分學不好，物理學也學不好，我沒有那種頭腦。我一直都不擅長臨床工作，我連我有沒有聽到過舒張期的心雜音都不知道！我就是沒那種本事。我應該沒有摸出過脾臟，我只是裝作有的樣子。這些都不是我擅長或想做的事。」

「我以為當醫生是我自己想要的。父母從來沒有要我當醫生，或是說我不可以做什麼。他們只是常會提到，有能力幫助他人多好，而且連納粹也需要醫生。」

「真的，我以前也常聽人這樣講。還有知識隨時可以帶著走的安全感。」

「對，而且沒有人拿得走。不管是哪個年代、發生什麼事，永遠都有人需要醫生。還可以自己當老闆，多棒。我爸媽從小就這樣對我洗腦。」

「我後來在實驗室做研究員，跟他們想像的不一樣，不是『一般的』那種醫生。我媽從來沒有真正了解我在做什麼，從沒真的滿意過。我做的事好像比較次等。我沒有把聽診器放到病人身上，我也不開處方籤。真正醫生做的事我都沒做，我就是一直看檢體和載玻片。她沒當面講，但或多或少都對我很失望。」

她發現，常規的治療方法對她沒什麼幫助，於是開始接受心理治療。由於從小就受到壓抑，她對父母的不滿開始一一浮現。「我感受不到胸中的怒火，對我爸的，因為小時候他會大吼大叫，讓我很害怕。」

「我和我媽的關係問題更大。我以為我們的關係很好，我們是最要好的姐妹。她是我的朋友、支持者、盟友、我放學回家傾訴好幾小時的對象、我覺得親近的人、了解我的人等等的。我做了很多很多次諮商，才發現這其實是一種很糟糕的關係。她對我的過度保護害了我。她讓我覺得自己很不會跟人相處，也不知道怎麼自處。她沒有讓我長大，變成一個獨立的個體。她的為我好，讓我還是非常不成熟。」

由於父母曾經歷過大屠殺的苦難，加上她的成長環境，瑪格達無可避免選擇了無視自己的意願，這麼做讓她很容易受壓力影響，造成傷害。而覺得自己被工作困住，被實驗室的新主管排擠，是讓她腹痛惡化的導火線。在那種處境下，她沒辦法堅持自己的主張，就跟小時候在家一樣。後來她才終於明白，她疼痛的來源與壓抑有關，她以前沒意識到自己在壓抑憤怒。

前面談到，消化道的感覺是身體感官很重要的部分，有助於我們評估環境、判斷情況是否安全。消化道的感覺會放大大腦情緒中心覺得重要的感知，轉傳至下視丘。消化道疼痛是身體發出的訊號，讓我們很難忽視。因此，疼痛也是一種感知方式。生理上，在直接管道被我們阻斷的資訊，會經由疼痛途徑輸送。疼痛是有效的次要感知方式，在我們關上主要感知時，會發出警訊，將遭到忽視會造成危害的訊息，提供給我們。

費歐娜的腹痛最初被歸為「痙攣性結腸」，後又改稱為腸躁症。她的童年沒有瑪格達那麼戲劇性，但是兩者在情緒部分有相似之處。她長期持有一種恐懼，害怕真正的自己不被接受。

「小時候我爸是成年人，現在我自己也是成年人，我真的相信他都不是故意要批評我，但他一天到晚都在批判我。我跟我的女生朋友說，我十七歲都還沒真正開始工作，就已經覺得我的履歷，比不上我姐和我哥的。只要我爸在，就會讓你覺得自己是在打造一份履歷，不是在做自己喜歡的事。」

我問：「妳小時候難過的時候，會跟父母說過嗎？」

「身體難受有，心情難受沒有。我一直都不太會講這種事。我不知道為什麼，應該是覺得太個人了。現在比較會，五年前我是不可能跟你談的。」

費歐娜受訪時，生活中的現實壓力是來自婚姻。在這段關係的八年中，她生了兩個小孩。「我先生有憂鬱症和恐慌症，有時候會非常焦慮，我認識他的時候就這樣了。他人很好，我也很愛他。他這個人很善良，但是照顧他讓我好累。我像媽媽一樣，我有三個孩子，一個兩歲、一個六歲、一個三十九歲。」

「妳有意識到這些問題。有沒有可能妳的疼痛，是反映了一些妳沒注意到的事？先不要把這些疼痛看成是一個毛病，它們也有可能是消化道藉此在向妳傳達訊息。我們沒注意到情緒訊號的時候，身體會說：『那好，我現在給妳一些身體上的訊號。』如果這些訊號妳也沒注意到，就麻煩大了。」

那次對話過了一週，費歐娜打來給我。她坦言，她先生有很嚴重的藥癮，而她長期都忽視這個問題。她壓抑自己的焦慮和憤怒，一直天真地希望先生會戒掉。由於我的訪問，她才開始重新思考自己的處境。

派翠西亞有腸躁症和胃食道逆流，是本章三位受訪女性中，童年的情緒經歷問題最大的一位。她不只在成長過程中，感覺真正的自己不被接受，還覺得父母打從一開始就不想生她。

「我知道他們不想要我。我不確定自己是什麼時候發現的，可能是青春期或成年後。我想了想我媽跟我說過的話，發覺小時候就有一些跡象。我那時候聽不出來，只知道自己聽了很不舒服。她老是說：『妳知道嗎？我覺得妳不太像這個家的一份子，可能當初抱錯小孩了。』她會笑著說這句話。但是啊，人在講真心話的時候，常會假裝是在開玩笑。」

腸躁症患者會比別人更常出現其他身體症狀。許多腸躁症患者很容易感受到疼痛，比如常常偏頭痛。讀者如果有掌握到本章的概念，這點應該很好理解，因為壓力的經歷會讓神經系統變敏感。從派翠西亞的病史可以看得出來，疼痛感知增強這點，適用於全身。她除了有腸躁症和胃食道逆流，還有間質性膀胱炎和纖維肌痛。

腸躁症是一種慢性疾病，如果開立藥物，通常都要吃上幾個月或幾年。剛上架的新藥仍無法確定長期服用是否安全，把希望寄託在新藥上，風險總是很高。心理因素對疾病的影響已有大量例子。有項激勵人心的研究證實，即使少量的心理學介入都能有幫助：「一項腸躁症患者的對照研究發現，患者在三個月進行八次認知行為治療，每次兩小時，能增加他們有效採取認知與行為的策略，同時減少腹部症狀。而且在兩年後的追蹤檢查中，症狀持續改善中。」[15]

在紐約當醫生的瑪格達，透過心理治療排解壓抑的怒氣，以解決令她虛弱無力的腹痛。她也進入更符合自己興趣和特質的行業。她說：「以前我八成的時間都在疼痛之中度過，這種情況已經消失很久了。過去兩、三個月又改善更多。最近我在清辦公室冰箱，發現一瓶舒緩腸道痙攣的藥。我真的想不起來上次吃是什麼時候了，應該是好幾個月前。」

費歐娜決定聽進腹痛的警告。她發現先生很明顯不願戒除藥癮，於是離開了他。她和兩個孩子搬到新的城鎮，訴請離婚，再也沒有疼痛症狀了。

第十二章　從頭開始死去

阿茲海默症正逐漸成為這個世代的夢魘。現正步入、或已步入中晚年的族群，富裕的生活與先進的醫療照護能確保他們比歷史中任何世代都更長壽，但另一方面，罹患失智症的人數也將超越過去世代。

隨著年齡增長，失智的現象會越來越普遍。失智症帶來龐大的財務開支，照顧者的體力與情緒負擔也很沉重。心智正常的人很難想像失智症患者的痛苦，他們眼睜睜看著自己的記憶、思維、自我逐漸消解，退化成幼兒般的混亂。接著是對情緒表達、言語、身體機能失去掌控，最後隨著病程進展，癱瘓和死亡接踵而來。

有一位阿茲海默症患者說：「對能思考的人來說，這是最悲慘的下場。你可以感覺到自己的內在及外在逐一崩解。」這是大衛・申克（David Shenk）的《遺忘》（The Forgetting）一書中與患者的訪談。

中克的著作也引用了十七世紀愛爾蘭作家強納生・史威夫特（Jonathan Swift）的文字。史威夫特這位偉大的作家，晚年時心智退化如小人國的國民民，記憶衰退、思想失序。史威夫特罹患失智症早期所寫的一封信中哀傷地提到：「我不能讀寫，記不起任何事情，也無法對話。」他在另一封信中寫道：「你從信中塗抹修改的痕跡就知道，我寫不到十行字，就犯了那麼多錯誤。而且我什麼都不記得了。」

阿茲海默症患者首先退化的結構是大腦顳葉灰質中央的海馬迴，位於兩耳的旁邊。海馬迴負責形成記憶，也扮演重要的壓力調節角色。眾所周知，長期高濃度的壓力荷爾蒙皮質醇可能導致海馬迴縮小。

早期的生命經驗、情緒壓抑和終身壓力會不會提高罹患阿茲海默症的機率？科學研究結果是肯定的，深入審視阿茲海默症患者的生命經驗（不論是一般民眾或名人，如史威夫特跟美國前總統雷根），也可以得出類似的結論。動物實驗有一項很有意思的發現，顯示生命早期的人際關係可能對晚年罹患失智症與否有重大影響。大鼠幼兒時期如果受到妥善照顧，老年時海馬迴細胞幾乎沒有缺損❶，牠們的記憶力未受損傷；相較之下，未受到照顧的大鼠海馬迴萎縮的機率較高，老年時記憶力受損的情況較嚴重。

人類方面，廣受報導的「修女研究」發現，生命早期發展較差的語文能力，與晚年失智和過早死亡有關。這項回溯性研究檢視了年輕實習修女的手寫自傳，這是她們進入修道院第一年所做的記錄，書寫時的平均年齡為二十三歲。六十餘年後，研究人員審視了自傳記錄與這些年老修女的心理健康狀況及思維能力。此外，修女也同意於死後接受屍體解剖。結果顯示，年輕時的自傳中想法較少、用字較不生動者，年老時發展出臨床阿茲海默症的機率較高，大腦中也較易出現典型病變❷。

文字的豐富與貧乏受到許多因素影響，其中最主要的就是生命早期情緒關係的品質。經典作品《格列佛遊記》的作者當然擁有高語文天賦，不過進一步審視史威夫特的人生和作品就會發現，情緒經驗的「感受」與「直接」的情緒表達十分匱乏。他強大的語文能力主要在於智識與尖刻的機智話語，由於其幽默隱藏在一本正經的文字裡，只有細膩的讀者才會察覺。幽默可能是一種應對方式，用來封鎖痛苦的情緒、掩飾怒氣，並使自己能為旁人所接受。

我們可以從史威夫特無禮諷刺的被動攻擊式寫作手法，還有故事中赤裸裸的敘述段落，推論出讓他反感的強烈負面情緒。

史威夫特幼時曾經歷過嚴重的情緒創傷，他將這段經歷歸咎於自己的保母。史威夫特的父親，在唯一的兒子出生前七個月去世。史威夫特一歲時，他被迫與母親分開，好多年沒見到她。後來曾短暫重逢，不過母親再一次離開了他。

強納生再次見到母親時，他已經二十歲，這次會面是他安排的。雖然他和母親相處時間極為短暫，他把記憶中的母親高度理想化，這種現象在情緒壓抑的人身上很常見。他在寫給母親的頌詞中寫道：「如果虔誠、真理、正義、慈善是通往天國的路，她就在那裡。」

史威夫特長期壓抑他對母親的憤怒，這股怒氣後來在他的厭女文字以及與其他女性的關係中爆發出來。對於女性，史威夫特顯露「冷漠、面無表情的怒氣」，甚至展現肢體暴力。近期自傳學家維多利亞．格蘭迪尼（Victoria Glendinning）寫道：「對於和他較為親近的女性，史威夫特的情緒永凍層仍然冰封著，他不能冒險融化冰凍，沒有人可以擁有影響他的力量、消融他沉著自持的力量、傷害的力量……唯一的情緒出口十分受限、不帶威脅性，對象是無力、臣服的女性[3]。」

史威夫特一輩子厭惡親密關係，他對於情感接觸的恐懼或脆弱，其實是未受到情感呵護的小孩所發展出來的防禦反應，這樣的孩童得快速學會照顧自己。「似乎沒有成人特別在乎強納生，他也不關心任何大人。」

有些高敏感的人似乎可以預知身體／心靈深處正在運作的機制，這種現象很不可思議。我們之前已提過，大提琴家賈桂琳・杜普蕾和死於漸凍症的舞者喬安似乎都展現出這種能力。史威夫特死前十三年就預測了他晚年的失智，他寫下《悼斯威夫特博士之死》（Verses on the Death of Dr. Swift）時的健康狀況還很好。

可憐的男士，他迅速凋零，
從他的臉龐就一目瞭然：
腦袋長年暈眩，
永遠不會緩解，至死方休：
此外，他的記憶衰敗；
他想不起任何一位朋友；
也忘掉了上一頓晚餐的地點……

有一次史威夫特與朋友散步時，也表達過類似的預感，他看著一棵枯萎的樹說：「我會和那棵樹一樣；我會從頭開始死去。」

史威夫特享年六十七歲，在那個年代可說是相當長壽。晚年他持續退化，逐漸失智，不過即便到了生命的終點，他還是能吐出幾句感傷的智慧之言，雖然可能只是無意識的死記硬背。格蘭迪尼寫道：「一七四四年三月十七日禮拜天，史威夫特生命已來到最後的幾個月，他坐在搖椅中，伸出手想抓住桌上的一把餐刀。安．里奇威把餐刀挪到他搆不著的地方，史威夫特聳了聳肩，前後搖擺著，口中唸唸有詞：『我就是我，我就是我，我就是我。』」

不論發病年齡，阿茲海默症患者從診斷到死亡的平均預期壽命是八年。少數情況下，患者可能早在六十幾歲就發病。比方說奧古絲．迪特（Auguste Deter）女士於一九〇一年進入法蘭克福一間精神病院時只有五十一歲，她的症狀包括無法解釋的行為異常、情緒爆發及記憶斷層。不可逆的心理與生理衰弱最終導致她於入院四年後死亡。當時沒有確知的診斷，不過迪特女士死後，其病症冠上了她的精神科醫師的名字，也就是傑出的愛羅斯．阿茲海默（Alois Alzheimer）。

雖然迪特女士的退化情形類似老年失智症，過去認為這雖然不幸，卻是老化的正常過程，不過此患者的年紀相對較輕，因此阿茲海默醫師認為迪特女士罹患的可能是某種未知的病症。當時新的實驗室技術使醫師可以解剖檢驗迪特女士的腦部，得出現在所知的診斷依據：阿茲海默症特有的腦部組織病變。正常的神經細胞完全毀壞，取而代之的是纖維束糾結與斑塊，大衛申克將此形容為：「堅硬的褐色腫塊……雜亂的顆粒與短促彎曲的線條，好似吸引微小垃圾的磁石❹。」

看過阿茲海默症的研究後，我們現在知道，失智並不是老化的必經過程，而是病症的展現。醫學界提出過多種理論試圖解釋阿茲海默症的成因，不過目前還沒有令人信服的答案。幾年前，研究發現阿茲海默症患者腦部的鋁含量比一般人高，許多人紛紛丟棄家中的鋁製餐具，希望能藉此避免患病。後來才發現，患者腦部出現鋁金屬不是造成退化的原因，而是結果。更令人好奇的是，生前完全沒有出現阿茲海默症病兆的人，其腦部也發現了糾結和斑塊。（還記得嗎？我們之前也看過類似的例子，沒有臨床癌症的女性乳房和年老自然死亡的男性攝護腺中也都有癌細胞存在。）此外，在修女與阿茲海默症研究中有個更特殊的例子。「瑪莉修女是一位非凡的女士，她是修女研究中的標竿。

她死於一百〇一歲高齡，在過世前的認知測驗中得到高分，更不可思議的是，她的腦部也有許多神經纖維糾結和老年斑塊，這些都是阿茲海默症的典型病徵❺。」

目前逐漸獲得認可的國際科學研究共識指出，阿茲海默症和多發性硬化症、氣喘、類風濕性關節炎、潰瘍性結腸炎等病症一樣，屬於自體免疫疾病。這些都是身體的免疫系統攻擊自己所造成的疾病。**在自體免疫疾病中，自我及非自我（應受攻擊的外來物質）的界線是模糊不清的。**

近來俄羅斯的研究者將阿茲海默症的病理過程描述為「自體免疫侵略❻」。加拿大醫師發現，阿茲海默症患者的家屬中，發生其他自體免疫疾病的機率較高，顯示他們之間有某種相同的體質❼。用來治療關節炎的抗發炎藥物可以成功減緩阿茲海默症患者的腦部組織發炎（有一群義大利科學家將此稱為「老化發炎」）。西班牙研究人員則在患者的腦部組織中發現免疫系統的組成分子，包括特化的免疫細胞與化學物質❽。科學家已經發現，搞糊塗的免疫系統會製造一種獨特的抗體來對抗腦部。奧地利研究者指出，「毫無疑問，免疫系統在阿茲海默症的神經退化過程中扮演重要角色❾。」

自體免疫疾病都和身體生理的壓力調節系統失衡有關，特別是下視丘所啟動的荷爾蒙連鎖反應：荷爾蒙激增會使腎上腺釋放皮質醇與腎上腺素。許多研究顯示，阿茲海默症患者的生理壓力反應失調，其中包括下視丘垂體荷爾蒙與皮質醇分泌異常。阿茲海默症患者中都有皮質醇分泌過量的現象，這和海馬迴受損的程度有關。

宋蔡（Cai Song，音譯）是英屬哥倫比亞大學的知名研究者，也是《基礎心理神經免疫學》（Fundamentals of Psychoneuroimmunology）教科書的共同作者。宋蔡醫師說：「我相信阿茲海默症是一種自體免疫疾病，長期壓力作用於老化的免疫系統可能就是病因❿。」

我們已經知道，腦部的情緒中樞對壓力反應的神經和荷爾蒙機制有深遠影響。壓抑負面情緒是長期且嚴重的壓力來源，會造成傷害，強納生・史威夫特因早期剝奪而在無意識中經歷的悲傷、憤怒和厭惡情緒就是一例。俄亥俄州立大學的研究者指出，以阿茲海默症等自體免疫疾病來說，負面情緒是觸發疾病的重大危險因子。

世界上最著名的阿茲海默症患者就是美國前總統隆納・雷根。他於八十三歲首次診斷出這種疾病，那時是他第二任任期結束的六年後，在給美國人民的道別信中，他感傷地寫道：「我步上了進入人生黃昏歲月的旅程。」退化過程緩慢而令人憂傷。

和史威夫特一樣，雷根在童年時期也受到創傷。他的父親傑克有酗酒的毛病。艾德蒙・莫瑞斯（Edmund Morris）在《雷根回憶錄》（Dutch: A Memoir of Ronald Reagan）這本非正規的傳記中寫道：「四歲時，爸爸因公共場合酒醉而被逮捕，他對這件事還似懂非懂。小荷是位愛幻想、溫和有禮的小男孩，還不知道酗酒所要付出的代價。他不知道為什麼他得和尼爾（其兄）在棒球賽的下午掛著一袋袋剛爆好的爆米花，被叫去『遊樂園裡兜售。』」⓫

莫瑞斯雖然是一位細膩敏銳的傳記作家，但這次他猜錯了，至少不是完全正確。雖然幼童可能不會認知到家庭醜聞，但情緒上可以感受到充滿壓力的家庭生活中的負面氛圍。而關閉情緒、逃離現實就是大腦立即可用的防禦機制。因此，雷根這位溝通大師雖然能講出鼓動人心的語言，卻表達不出自己真實的情緒。莫瑞斯寫道，「說實在的，我無以言喻」變成了雷根的口頭禪，「是他不得不表達情緒時千篇一律的標準用語。」

如果關閉情緒的機制早在大腦發展的關鍵期就出現，那麼分辨現實的能力可能就會遭到永久的傷害。雷根總統終其一生有分辨現實與虛構的障礙，他的一位前未婚妻表示：「他無法分辨事實與想像。」這顯示在幼時與成年後的心智中，雷根以幻想取代痛苦的現實。出版人暨編輯麥可．柯達（Michael Korda）在其一九九九年出版的自傳《因緣際會：出版風雲四十年，這些人、那些事》（Another Life）中寫道：「雷根的記憶是有選擇性。」以下是書中節錄：

很多人也知道他會混淆虛構與現實，以下是一則軼事：雷根總統向榮譽勳章得主分享美國第八航空隊轟炸機駕駛員的故事，當時那架B-17轟炸機被高射炮擊毀，機長命令組員穿上降落傘跳機逃生。正當機長準備逃離已著火燃燒的飛機時，他看到機腹球型砲塔的操作員被困在裡面，受了重傷無法從上方的艙口脫困，即將獨自死去而害怕不已，機長見狀脫下自己的降落傘……趴下來，把手臂伸進槍塔中，握著年輕操作員的手，和他說：「孩子，不要怕，我陪你一起。」不久後飛機撞擊地面墜毀。

雷根和榮譽勳章得主都眼眶泛淚，不過媒體很快就發現，這件事從未發生過，那是電影裡的情節，而總統無意之中把它當成眞實事件了[12]。

雷根總統類似的軼事多不勝數，據說他也很不會認人。有一次雷根看著自己大兒子在一群學生中間卻認不出來，還要兒子提醒：「爸，是我啊，你兒子麥克。」

當時即將上任的雷根曾形容自己是「颶風平靜的中心」。莫瑞斯描述雷根的性格「極度孤立……這個孩子以一種奇異的平靜之鞘封閉自己……感性能力癱瘓。」這種防禦和自發癱瘓的目的顯而易見。就像另一位曾拒絕年輕雷根追求的女士所說：「我一直都知道，小荷不會讓自己受傷害。」

小荷是雷根早期擔任廣播播報員時的暱稱，而小荷是會受傷的，他把痛苦及憤怒深埋起來。雷根以下這段描述最能清楚呈現他之後的情緒壓抑：雷根十一歲時，某次回到家發現爸爸在屋外醉得一蹋糊塗，「爸爸平躺在雪地裡，手臂往外伸展著。他醉得不省人事。我站在他身旁，盯著他看，一兩分鐘之久……我發現自己為他感到難過。他的手向外舒展，好像被釘在十字架上，確實如此，他的頭髮因積雪融化而浸濕，呼吸時鼾聲大作，我感覺不到對他的憎惡。」

「我感覺不到憎惡」道盡了孩子對父親的憤怒。心理治療常見到這種「透過否認來肯定」的過程：說話者不經意間透漏自己「沒有」感到某種情緒（通常是憤怒），而這種情緒是原先都沒有被問到過的。這種自我陳述的真實性超乎說話者的認知。確實，他感覺不到憎惡，不過這是因為他覺察感受的能力在很久以前就受損了。雖然是無意識的，但其自我陳述透露怒氣超乎了自己的認知範圍。「我感覺不到憎惡」這種否認陳述，顯示出說話者內心中怒氣與壓抑的衝突。

雷根的母親顯然耽溺於自憫中，丈夫四處留情與酗酒所帶來的壓力讓她喘不過氣來，她沒有餘裕關心孩子，就像後來雷根沒有心力顧及自己的小孩一樣。小孩因受到忽略而感到憤怒，處理這種怒氣的方式通常就是把母親的形象理想化，雷根很可能就是這麼做。南西罹患乳癌時雷根的反應，顯現他否認怒氣的程度之深。南西是雷根的第二任妻子，也是照顧全家的人，彷彿就是雷根母親的替代角色。雷根夫婦的醫生約翰．赫頓（John Hutton）負責通知總統這個消息。艾德蒙．莫瑞斯描述一九八七年十月的這段經過如下：

南西雷根罹患乳癌。

十月五日，約翰．赫頓準備好要在內閣會議後告訴雷根總統這個消息——「總統先生，關於第一夫人的乳房X光片，恐怕我有一個壞消息。」他以前從來不知道小荷的否認心態有多麼堅決。他坐在辦公桌前，手中握著筆，輕聲冷漠地說：「你是醫生，我相信你可以處理好。」談話結束。

約翰不知所措地前往官邸，他對南西說：「雷根夫人，總統太震驚了，他不知道該說什麼。」他陪南西待到雷根總統返家，雷根還帶著工作回來。兩人尷尬地問候；沒有人提起這個消息。赫頓離開時更加困惑了。

這種例子並不表示雷根總統沒有感情，真正無法予人關愛者至少會假裝擁有同情心。情況正好相反，**情緒排山倒海而來，意識無法承受，而在生理方面的影響甚至更加深遠**。我們再一次看到，**避免感受情緒其實會帶來更嚴重、持久的生理壓力**。人們不瞭解自己的內心狀態，因此較無法保護自己免受壓力的傷害。此外，**健康的情緒表達本身就有舒緩壓力的效果。壓力所引發的長期荷爾蒙與免疫變化是阿茲海默症等疾病的溫床**。

雷根大學時代的自傳文章以想法和觀點來掩蓋情緒的貧乏，與高齡未罹患阿茲海默症的修女所使用的文字相比，有天壤之別。修女年輕時文字描述中的情感越豐富，年老後罹患失智症的比例就越低，其間的相關性令人驚嘆；寫作和雷根一樣缺乏情感的修女後來罹患阿茲海默症的機率較高。

其他人其實可以察覺到壓抑情緒的人在掩蓋什麼。莫瑞斯提到一位認識雷根的著名好萊塢女星，當時雷根是快速竄起的新星，但她卻對其風采不為所動，不過她表示：「在他沒完沒了、帶著些許緊張的幽默感背後掩藏著絕望，令人心疼。」

莫瑞斯曾經詢問雷根總統，他年輕時最渴望什麼。「他沉默了很久，他想要逃避問題。」後來雷根終於回答道，他最悔恨的，並不是沒有人愛他，而是「我找不到人來愛。」莫瑞斯寫道：「我記下這些文字，並以對傳記作家來說極為實用的技法——『倒反修辭』來理解他的意思，也就是說，他的真實感受與口中所言的相反。」

第十三章　是敵人，還是自己：免疫系統搞糊塗了

經典著作《醫學原理與實作》（Principles and Practice of Medicine）的第一版中，重量級的作者威廉．奧斯勒指出，類風濕性關節炎的「起因很可能是神經問題。」以現代的說法來解釋，就是心理情緒的壓力。作者提到「在疾病與震驚、擔憂、悲傷之間，存在著關聯。」

威廉．奧斯勒絕非沒沒無聞的理論家，他是英語世界中最著名的醫師暨作者。同樣是醫生作家的謝溫．B．努蘭（Sherwin B. Nuland）就說過，奧斯勒「可說是全世界有史以來最偉大的臨床導師」。奧斯勒曾任教於蒙特利爾的麥吉爾大學、約翰霍普金斯大學醫學院與牛津大學。由於對醫學有卓越貢獻，他在英國受封為爵士。他所寫的教科書廣受採用，至一九四七年，也就是奧斯勒死後的二十八年，已發行至第十六版。

羅賓森（C. E. G. Robinson）是一位溫哥華的內科醫師，一九五七年他刊登於《加

拿大醫學協會期刊》的短篇文章引用了奧斯勒的文字：「類風濕疾病發病前，患者有長期或持續壓力現象的頻率之高，令我頗為訝異……我認為許多類風濕患者的情緒與心理面向應受到重視❶。」

類風濕性關節炎等所謂自體免疫疾病的特點就是免疫系統向身體發起內戰。研究已證明壓力與自體免疫疾病之間的關聯，也已闡明壓力影響的生理潛在途徑。

稱為類風濕疾病的醫學症狀為數眾多且彼此重疊，包括類風濕性關節炎、硬皮症、關節黏連性脊椎炎、全身性紅斑狼瘡等。在這種種疾病中，失調的免疫系統開始攻擊身體本身的組織，尤其常針對軟骨、腱鞘、關節黏膜、血管壁等結締組織。這些疾病的特質是在四肢和脊椎關節、皮膚和眼睛黏膜等表皮組織，以及心肺等內臟器官，出現各種發炎現象，以全身性紅斑狼瘡來說，發炎甚至會擴及腦部。

許多類風濕疾病的患者都習慣極度隱忍，打從心底不願尋求協助。他們會長時間默默地忍耐著痛苦，不會大聲說出抱怨讓旁人聽到，對於服藥減緩症狀也十分抗拒。

西利雅是位三十多歲的女性，經歷過動脈炎發作，也就是動脈的廣泛性發炎，這也是一種自體免疫疾病。她的疼痛十分劇烈。「兩天來，我身體好痛，因為吞了太多消炎止痛藥而嘔吐。我的女性友人說：『妳投降了沒？』然後她帶我來急診。」

「『妳投降了沒？』是什麼意思？」我問。

「我很固執。我生病的時候，我總會怕別人不相信我，或以為我有疑病症。」

「所以到了這種地步，都痛到不行，連走路都沒辦法了，妳還在擔心別人會以為妳有疑病症。那我們假設，如果是妳朋友、妳的丈夫或小孩承受這種痛苦，妳不會盡快帶他們去看醫生嗎？」

「會。」

「那為什麼標準不一樣？」

「我也不知道，可能要回溯到很久以前，回溯到我小時候。」

類風濕患者所展現的隱忍個性是幼時習得的應對方式。西利雅總是替他人感到焦慮。雖然她自己兒時受虐，卻總是顧念著要保護母親免於被家暴傷害。她擔心家裡沒有錢、擔心家庭暴力的事情會被外界發現。

「我最擔心弟弟變成少年犯，或是有壞事發生在他身上。」

「那妳自己呢？」

「我一直覺得自己總會找到辦法撐過去。我不想承認事情實際上有多麼令人沮喪，我會一步步理性分析到我可以接受、處理的地步。大事化小，小事化無。」

關節炎與風濕病協會的馬里蘭分會，曾進行過一項醫學精神病學的密集研究，以類風濕性關節炎患者為對象，發現「雖然受試者來自不同背景，患者的心理特質、弱點與生命中的衝突都意外地相似❷。」其一共通特質是假性獨立，研究者稱之為「矯枉過正的過度獨立」。西利雅以為自己能獨自撐過所有困難，這種固執想法是一種應對機制，因兒時情緒需求受到忽略而發展出來的補償心態。西利雅這種情況中的小孩要能撐過去，就得向自己與全世界假裝沒有自己滿足不了的需求，包括把情緒壓力縮小到孩童可以承受的程度，而這種習慣可能延續終身。

矯枉過正的過度獨立來自於幼年時期家長與孩童間的角色互換，這也解釋了西利雅何以對身體疼痛的耐受程度那麼高，以至於友人拖她到急診室時會說出「妳投降了沒？」這種話。

英國的精神病學研究者約翰．鮑比（John Bowlby）出版過《依附》（Attachment）一書，這是他經典三部曲的第一部，探討親子關係對於人格發展的影響。書中寫道：「孩童或青少年與家長之間的角色反轉，除非時間非常短暫，否則幾乎必然是家長異常狀態的徵象，更會造成孩童的病況發展❸。」與家長之間的角色反轉會使孩童與外界的關係產生偏斜，帶來龐大壓力，會是往後身心疾病的強大肇因。

針對類風濕疾病患者的心理研究所發現的其他特質包括完美主義、害怕自己的憤怒衝動、否認敵意，以及強烈的匱乏感。我們已經知道，這些特質和「癌症性格」十分相似，也會提高罹患多發性硬化症、漸凍症等慢性疾病的風險。這些特質都不是與生俱來的特質，也不是固定無法改變的。

前面提到的馬里蘭研究發現，「這些患者的發展歷程中，有一項顯著的共通點，就是於生命早期失去一或兩位家長。」讀者應該也已經注意到，本書所提及的早期個人歷程中，不乏與家長分離、被拋棄，甚至父親或母親死亡的經歷。更普遍的是**情緒剝奪**，這也是研究文獻中一再出現的主題。一份一九六七年的澳洲研究以全身性紅斑狼瘡患者為對象，發現：「比起對照組，有較多患者自陳童年經歷情緒剝奪，起因是『無破碎的』家庭中的親子關係問題❹。」

壓抑怒氣也和矯枉過正的過度獨立一樣，是解離的一種形式，這種心理過程的起因根植於童年。孩童在無意識中隔離感覺或訊息，因為如果意識到了，會造成無法解決的問題。鮑比把這種現象稱為「防禦性排除」。「某些訊息在以前接收、消化後造成很大的傷害，往後這類訊息就很可能會被防禦排除掉❺。」

換言之，憤怒的孩童陷入麻煩，經歷過拒絕。而憤怒和拒絕的目標必須在內心轉為朝向自己，以便維護與家長的依附關係。而這進一步帶來「強烈的匱乏感與貧乏的自我概念」，研究人員在類風濕疾病患者身上常見到這種特質。鮑比解釋道：「憤怒的目標時常轉而離開依附對象，朝向自己，導致不恰當的自我批判❻。」

自體免疫疾病患者身體的防禦目標轉而朝向自己，在社會生活及身體裡，這樣的行為等同叛變。在個別生物體內，身體的叛變來自免疫系統的混淆，正好反映了心理無意識中對於自我與非自我的困惑。界限混亂失序時，免疫細胞就會把身體當作外界物質，發動攻擊，就像心理上的自我被導向內在的責備與怒氣所攻擊一樣。

這樣的多重混淆反映了在情緒—神經—免疫荷爾蒙這個超系統（也就是PNI系

統）中，身心機制聯繫的斷裂。

情緒正好與PNI網絡中的其他元素相映互補：就如同免疫與神經系統，情緒能保護生物體免於外界威脅；也像神經系統及賀爾蒙，情緒能確保必要的慾望及需求獲得滿足；最後，情緒也和其他所有系統共同協助維持並修復內在環境。

恐懼、憤怒、愛等情緒就和神經衝動、免疫細胞或荷爾蒙活動一樣，都是生物體生存所必備的機制。在演化過程的初期，吸引或厭惡等原始反應成為生物生存及繁衍的重要機制。情緒和其運作所需的身體細胞、組織一直是生存的基本要件，並隨著時間演化。這也難怪連結所有身體恆定及防禦系統的基本分子也參與了情緒反應。即便是最原始、缺乏基本神經系統的生物，也都擁有腦內啡等傳訊物質。情緒器官與PNI系統互動的說法並不精準，應該說，情緒器官就是此系統不可或缺的一部分。

第七章提到，細胞激素與免疫細胞所分泌的傳訊分子會吸附在腦細胞的受體上，進而影響身體狀態、心情與行為。情緒會影響免疫活動，這只是整體的其中一面。要完整說明情緒系統與免疫機制相同、互補的保護工作，我們可以先來看看免疫細胞與像是憤怒這種情緒所扮演的角色異同。

我們為什麼會生氣？在動物世界中，憤怒並不是「負面情緒」，動物會感受到憤怒是因為某些必要的需求受到威脅或不被滿足。雖然動物並無法意會到情緒現象，牠們的確是有情緒，也會感受到第一層情緒所帶來的生理變化。同樣的，動物也會展現與第二層情緒相關的行為。第一層情緒的生理變化有一個明確的目的，那就是幫助生物體為戰或逃反應做好準備。但因為戰或逃都需耗費大量能量，並帶來受傷或死亡的風險，因此第二層情緒的展現可發揮重要的調解功能：在各方參與者免於受傷的情況下化解衝突。

被逼到絕境的動物會擺出凶猛的怒火來面對追捕者，不論是藉由嚇退狩獵者或蓄積成功反抗的能量，怒氣也許能救牠一命。若有來自家族、群體、部隊以外同一物種的陌生個體侵入自己的領地，動物也會被激怒。如果雙方立刻為爭議領地展開肢體衝突，其一甚至雙方很可能會受傷。因此大自然提供了一個解決方法，雙方可以透過顯露怒氣來較勁，例如裸露牙齒、做出帶有威脅性的肢體動作或聲音。怒氣較有威嚇力的一方通常會獲勝，同時避免任一方受傷。

要能適時運用憤怒，生物體必須能區分有無威脅。最基本的就是自我與非自我的區分。如果個體不知道自我的界限範圍，就無法判斷可能有害的事物是否正在侵入。我們必須能精準判斷敵己，才能區分熟悉與陌生、良性或可能有害。憤怒包含了辨別外來與危險事物，以及對之做出反應。

免疫系統的首要任務也是區分自我與非自我，因此免疫活動也是從辨別開始。辨別是一種感官功能，由神經系統中的感覺器官執行。我們可以說，免疫系統也是一種感覺器官。如果免疫系統無法擔當辨別的責任，那會和看、聽、嚐、感覺等能力受損一樣危險。神經系統的另一項功能是記憶，免疫系統必須能夠記憶，才能回想起外界哪些事物是好的、有益的，哪些是中立的，還有哪些可能有害。

在家長的警戒注意之下，幼童探索周遭環境，學習哪些東西可以吃、哪些不行；哪些舒適、哪些會痛；什麼是危險或安全。這些習得的資訊儲存於發育中腦部的記憶庫中。免疫能力也是學習而來的。記憶儲存在免疫系統專門的細胞中，這些細胞能立即回想起之前遭遇過的威脅。就如同神經系統能終身學習，免疫系統也能複製專門用來辨識新威脅的免疫細胞，藉此建立新的「記憶」。

免疫細胞遍布血液和所有身體組織和部位中，因此免疫系統就像一個「游動的大腦」，用來偵測敵蹤。而「游動大腦」的感覺器官（例如身體的眼、耳、味蕾）就是免疫細胞表面的受體，這些受體能區分良性與惡性。身體正常細胞的細胞膜上具有自體抗原，受體藉此來辨別敵我，萬無一失。每一種細胞上都有自體抗原這種蛋白質，外來生物與物質則沒有這種自我的標記，因此會被免疫系統當成攻擊的目標。人類才剛開始瞭解自體抗原的多樣類別，《科學》期刊中一篇文章指出：「未來很可能還會發現多種自我標記❼。」

T細胞是一種淋巴球，在胸腺中發育成熟後開始負責「記憶」外來抗體。人體內有上億個T細胞。它們與其他免疫小體「必須學習認識體內每一種組織、細胞、蛋白質，必須能夠區分血液中的血紅素、胰臟分泌的胰島素，以及眼睛裡的玻璃液等種種物質。它們必須驅逐無數種侵入的生物體，但不可以攻擊自己的身體❽。」

各種免疫細胞如何辨識敵方微生物或其他有害物質，而免疫細胞戰隊又是如何消滅這些入侵者，這些問題超出了本書的討論範圍。還有很多奧祕尚待發掘，而已知的機制牽涉一連串極其複雜的生化過程、互動與作用。此處的重點在於，免疫系統和情緒具有共同的功能：首先是「意識」到敵我的區別；其次，辨別善類與威脅；最後，接納有益成長的因子，同時能夠限制或消滅任何的危害。

一旦區分敵我的心理能力故障了，必將擴及生理面向。壓抑怒氣會導致免疫失調。無法有效消化、表達感覺，或是習慣優先滿足他人需求、鮮少考慮自己，這些都是慢性疾病患者身上常見的行為模式。這些應對方式代表著自我界限的模糊，心理層次無法區分自我與非自我，因此細胞、組織、身體器官的層面也將出現同樣的混淆狀況。免疫系統搞糊塗了，無法辨別自己與他者，或是因為過於虛弱而無法抵禦危害。

一般來說，對自身發動攻擊的免疫細胞會立刻被消滅或失去活性，否則這些免疫細胞會反過來攻擊應該保護的身體組織，可能導致過敏反應或自體免疫疾病。另一方面，如果健康的免疫細胞被放射線、藥物或HIV病毒摧毀，身體就失去抵抗感染的能力，腫瘤的生長也不再受到監控。長期的情緒壓力對於免疫系統也有同樣的作用，會弱化防禦。

有一項針對類風濕性關節炎女性患者的健康親戚所做的研究，說明了自我壓抑與免疫叛變之間的關係。正常來說，只有遭微生物或可能有害的外來分子入侵時，身體才會產生抗體。類風濕性關節炎的其中一個實驗里程碑是找到一種因免疫系統混淆而攻擊自身的抗體，稱為「類風濕因子」，簡稱RF。70％的類風濕性關節炎患者體內有

RF，但沒有症狀者身上也可能出現。這項研究的目的就在於調查，沒有症狀的受試者中，某些性格特質是否和抗體的有無相關。

研究受試者包含三十六位女性成人或青少女，她們全都沒有類風濕疾病。其中有十四位擁有RF抗體，她們在心理量表上的分數顯著高於沒有抗體的女性。這份心理量表反映的特質包括：抑制怒氣與在意自身行為的社會接受度。RF陽性族群在另一份量表的分數也較高，反映出的特質有「順從、害羞、認真、虔誠、有道德」。

受試者身上出現這種抗體顯示，情緒壓抑已經啟動攻擊自身的免疫反應，只是還不到出現臨床病徵的地步。我們可以預期，假如這些RF陽性受試者的生活中出現額外的壓力事件，就可能進一步助長免疫叛變，啟動發炎反應或誘發疾病。研究者做出結論表示：「情緒波動加上RF，可能導致類風濕性疾病[9]。」一個人體內沒有攻擊自身的RF抗體，也可能罹患類風濕性關節炎，不過一如我們所預料，有另一項研究顯示，在這種情況下，壓力程度必須更高，才會誘發疾病[10]。

一份一九八七年的文獻則指出，「各種研究累積大量證據，顯示心理壓力對於風濕性關節炎的誘發、惡化與影響佔有一席之地[11]。」

瑞秋是一位年輕的猶太女性，她的經驗能說明壓力對於誘發自體免疫疾病的明顯影響。在一次重現童年情緒創傷的事件發生後，瑞秋的類風濕性關節炎第一次發作。

瑞秋的成長過程與哥哥衝突不斷，她一直認為哥哥是家裡較受偏愛的小孩。瑞秋的父母分居，她特別覺得受到父親的排擠，她說：「我總是像次等公民，他想要的孩子就是我哥。我還記得以前獨自跟在他們後頭，看著我爸和我哥勾肩搭背；我記得以前總是我得坐後座。我媽好幾年前告訴我，我和哥哥去芝加哥找我爸那次，是因為我媽說：『兩個小孩都帶去，否則就都不准帶』，他從來就不希望我在場。」

瑞秋說自己小時候是個「乖巧的小女孩，從來不惹麻煩」，長大成人後仍是如此。兩年前的猶太新年，她到媽媽家為家人準備晚餐。過程很匆忙，因為哥哥在節日前不久才決定要和家人團聚，所以她得趕著離開，以免碰到哥哥。「他不想要和我共處一室，所以我們達成協議，我會提早到我媽家，幫忙煮飯，下午四點我就離開，讓我哥、嫂嫂、姪女和我媽共度猶太新年。」

我不禁打斷她：「我沒搞錯吧？妳是說，妳回去煮飯、準備所有東西，然後離開，讓其他人能夠團圓吃飯？妳為什麼要接受這種協議？」

「因為是猶太新年啊，我覺得家人應該要能團圓。」

「後來發生什麼事？」

「我在我媽家裡的時候，我的身體開始疼痛，痛到你沒辦法想像。我被送到醫院，是腿上的關節炎發作，完全出不了力。我通常不會因為痛而大喊，但我確信那天整間急診室都聽到我的聲音了。隔天我又回到醫院，因為變成全身都在痛，動彈不得。就算是坐在輪椅上，我還是忍不住痛得大叫。」

類風濕性疾病的發病與發作和壓力相關，而且壓力會影響病情的嚴重程度。有一項一九六七年展開的研究，以五十位剛診斷出類風濕性關節炎的年輕成人為研究對象，共追蹤五年。研究之初先評估了受試者發病之前的心理社會壓力程度，後續每年進行兩次身體檢查，每年並針對手腕與手部進行X光檢驗，這是此疾病好發部位。研究進行到尾聲時，研究人員依據組織損壞的程度將受試者分為三類：第一類在身體檢查中沒有腫脹的現象，X光結果中也沒有骨質侵蝕；第二類的軟組織呈現腫脹，但無骨質侵蝕；第三類的手腕與手部有骨質侵蝕現象。研究結果刊登在《美國醫學期刊》中。研究人員觀察到，最終被歸類於第三類的受試者，比起其他兩類的患者，在研究一開始時，「訪問者就判斷，出現與發病相關的心理社會的壓力因子，頻率顯著較高⓬。」

本書的大部分訪談都是在受訪者家中進行，吉拉是位五十一歲的類風濕性關節炎患者，她堅持要在附近的麥當勞碰面。她符合心理學文獻所描述的典型類風濕患者：「犧牲自我、順從、在意他人的評價、害羞、壓抑、完美主義」。

吉拉是在多發性肌炎（廣泛性的肌肉發炎）發作後確診罹病，她尋求醫療協助時，肩膀跟臀部的大部分肌肉皆已流失。呼吸道的肌肉也虛弱到只能淺淺地呼吸；她沒辦法抬起手臂或腿，也不能吞嚥固體食物。醫師見到她時，立刻要她入院，為她做靜脈注射皮質類固醇藥物。「他說我就和行屍走肉一樣，我不該還在走來走去。他們測試肺部功能時，要我對著機器吹氣，結果指針動也不動，完全靜止。我以前有點像是挖東牆補西牆，但其實……我並沒有注意到。我走路的時候，沒發現自己沒把腿抬起來，而只是在擺動。」

「妳覺得為什麼會沒有注意到？」

「我想是因為我很忙吧，我也很累，我有兩個小孩，年紀都還很小，我常追著他們跑。」

「我很好奇，為什麼妳想約在麥當勞？」

「在家的話，我會一直在意我家的樣子，一定要整齊清潔。如果有人來我家，發現某些地方有灰塵，那……」

「這並不是整潔的問題，這是完美主義。灰塵是擺脫不了的，是生活中的一部分。如果妳無法接受灰塵，代表妳凡事都要追求完美，妳是這樣的人嗎？」

「是吧。其實在我得類風濕性關節炎之前更嚴重……。我的阿姨會叫我女超人。我先生得到外地工作，他在鋸木廠當學徒。我要一個人應付兩個小孩。我也要上班，常常加班，因為我們剛買房子。有時候我一週工作七天，一天做十個小時。」

「妳做什麼工作？」

「我以前在郵局上班，其實我很喜歡那邊的工作。」

「妳喜歡一週工作七天，一天做十個小時？」

「去上班簡直就像去度假。我很喜歡那邊的同事，我和主管很好；沒有人會為難我。但我身邊的人好像都覺得郵局工作很無聊，我不懂他們怎麼會覺得無聊或想抱怨，我過得很開心。我想這也是我會得風濕病的其中一個原因，我太虐待自己了，休息不夠，睡眠不足。」

除了工作和家事，吉拉還覺得自己必須把花園和後院維持得很完善。她家位於兩戶退休夫婦中間，他們把花園維護得十分完美，吉拉擔心如果自己疏於照料，會害別人的房價下跌。「沒錯，完美無瑕，他們每週都會除草，所以我也得每週除草，才能跟上他們的標準。」吉拉對於孩子的教育也十分用心，不希望他們和她一樣錯失機會。所以週末時，她會開車載小孩去上鋼琴課、歌唱課、芭蕾舞課、民族舞蹈課以及體育活動。

吉拉沒有丈夫的協助，獨自完成以上工作，此外，還在郵局上小夜班，工作時間從下午四點半至凌晨一點，好幾年來每晚只睡四小時。「我得類風濕性關節炎後，我的物理治療師告訴我：『妳身體痛的時候，就得停下來。妳得休息，因為身體在告訴妳，該停下來了。』我照做了，不過家事沒法達到以前的標準。以前我會每兩天吸地板，現在是我先生負責吸地，因為我沒辦法自己來。但我不滿意他吸地板的方式，所以有時候我會再做一遍，但我不會讓他知道，我只是在收尾。我家不像以前那麼乾淨整齊了。」

吉拉在菲律賓長大，讀者至此一定能猜想得到她的成長環境。她是最大的孩子，下面有七個弟弟妹妹，必須照顧所有手足。他的爸媽會無情地批評她，只要做錯事，就會被責打。

「我有氣喘，每次我被打，氣喘就會發作。每次開始氣喘，我媽就會說：『這是上帝對你的處罰，因為妳不乖，沒做好份內工作，還會回嘴。』所以我盡力做好每件事，我不是故意要不乖。我盡力了，但還是會因為忘記而被處罰。有時候我就是達不到她的標準。我媽也是完美主義者。」

在結婚頭幾年，吉拉的丈夫也會打她。後來這種暴力轉為情感冷漠，而且還是會病態地嫉妒和控制。

吉拉發病之後，她發現應從心理方面著手。她知道疾病儘管讓人困擾，但也許是在教她一些道理，而這是醫學體系幫不上忙的地方。在吉拉的要求之下，她被轉介給一位精神科醫師。「他勸我不要那麼沮喪，他說我該把我丈夫當成大兒子。我就沒再回診，我才不想要第三個小孩，我要的是一個丈夫。」

罹患類風濕性關節炎的女性，在壓力較大的時期，免疫系統的擾動會增加，不過婚姻關係較好的患者，比較不會病情惡化，發炎與疼痛的狀況較少⑬。另有一份研究發現，關係上的壓力增加與關節的頻繁發炎相關[14]。

這些結果並不令人意外，因為壓力是我們認知到威脅後所出現的反應。實驗室研究顯示，在我們認知到有威脅的當下或之後，許多身體器官與組織都比較容易出現發炎或損傷[15]。我們若將某種刺激解讀為可能有危險，就可能立刻使血管擴張、腫脹、出血，提高組織損傷的機率並降低疼痛閾值。只要透過訪問技巧，增強受試者對威脅的感知，就能快速誘發上述變化。

龐大的心理壓力可能透過幾個可能途徑，以關節、結締組織、身體器官發炎的形式展現。西元二世紀時，古羅馬醫學家加倫（Galen）留下了一個理論，指出身體的任一部位皆可透過神經連結影響其他部位。身體之所以能面對壓力，快速反應變化，無疑是神經系統的立即活動所促成。腦部的放電能刺激遠端的神經末梢，釋放強大的促進發炎分子，透過免疫細胞的過度反應，引發關節損傷。部分神經衍生化學物質也是有效的刺激物質，會誘發疼痛。在自體免疫疾病患者的發炎關節液與血液循環中，能發現高濃度的上述物質。這類反應快速的機制，很可能就是瑞秋忙著準備自己無法參加的猶太新年晚餐時，使關節炎症狀急性發作的原因。從第一次發作時症狀的嚴重程度可以看出，瑞秋對於和哥哥的相處，情緒壓抑非常深。

自體免疫疾病屬於慢性疾病，涉及整個ＰＮＩ超系統，尤其是大腦—荷爾蒙—免疫之間的連結。壓力導致ＰＮＩ系統失衡，是自體免疫疾病發病以及後續發作的生理因素，這項假設已有大量的研究證據的支持。

詳細講解壓力作用於ＰＮＩ系統，進而導致自體免疫疾病的多種可能機制會牽涉到太多細節，無關乎本書主題。重點在於，身體的壓力機制（尤其是重要壓力荷爾蒙皮質醇的分泌）因長期的過度刺激而失衡。腎上腺若正常分泌皮質醇，能夠調節免疫系統，減緩免疫細胞產物所誘發的發炎反應。在類風濕性關節炎患者身上，因應壓力的皮質醇反應低於正常值，由此可以看出免疫活動失調與發炎反應過盛的原因。一方面，免疫系統不受正常控管，攻擊自身身體，導致發炎；另一方面，必要的抗發炎反應被弱化，無法發揮效果。

也難怪所有自體免疫疾病一致使用的藥物就是腎上腺皮質類固醇、皮質醇（更精確的說法是其合成類似物）。皮質醇是壓力反應中最重要的一種荷爾蒙，而研究顯示，個體歷經長期壓力後，體內最失調的荷爾蒙也就是皮質醇。自體免疫的結締組織類疾病，如全身性紅斑狼瘡、類風濕性關節炎、硬皮症、關節黏連性脊椎炎，都顯示生物體的正常壓力管控機制已筋疲力盡或瓦解。

筋疲力盡，這是之前一位關節黏連性脊椎炎病患向我描述發病前（甚至發病後仍是如此）的生活時，我腦海中浮現的詞。

羅伯是一位傑出的勞工領袖，他在辦公室中接受訪談。羅伯將近五十歲，體格壯碩，個性親切，聲音宏亮，熱情又幽默。他要轉頭接電話或從不同角度看對方時，必須轉動整個軀幹，脊椎完全動不了。「我從脖子到屁股都動彈不得。」

羅伯二十五歲時開始覺得腳跟痛，之後十二年，肩膀關節與鎖骨也一直在痛。他求醫過幾次，不過很快就放棄了。「醫生一直跟我說是這種病、那種病，又說不是這種病、那種病，不給你東西緩解疼痛，你還能怎麼辦？」臀部與腿部痛了五年後，羅伯才又去看了風濕科醫師。

「我慣用左腿的情形很嚴重，有一天我躺在床上，我太太注意到我右腿比較瘦小，因長期未使用而肌肉萎縮。她開始小題大作，叫我一定要去看醫生。」

在羅伯發病至獲得診斷的十二年間，羅伯從來沒有放下工作。從許多方面來看，他的經歷很常見。「『工作太累』都不足以形容我治療過的任何一位工會員工。他們的工時極長，此外這份工作本身的壓力就令人喘不過氣，衝突頻繁、政治較勁、工時長又不固定、會議不斷，責任永遠沒有卸下的一天。「我們的退休方案非常優惠，原因就是沒有人能活到六十五歲領退休金……就算有，也是少之又少！這就是勞工運動者的退休金優渥的原因，因為沒有人退得了。」

羅伯的風濕病剛發病的時候，他一年要飛十萬英里，跑遍整個北美。羅伯說，他曾連續四個半月都在出差。「好長一段時間沒回家，我在美國南部處理罷工的事，因為我任職的國際工會中沒有人能夠應付。我奔波於各地，一天工作十二至十四小時，每週工作六天」。只能「用零碎時間」補眠。

「那你的私人生活如何？」

「已婚有兩個小孩。勞工運動是會扼殺婚姻，我認識的朋友中沒有人還和第一任太太在一起。我剛入行認識的朋友中，有些人已經過世，有些人有過兩、三段婚姻，其中一個還結婚五次！這種工作簡直把我們生吞活剝。」

「我從來就不在家，沒有出過力，我現在覺得很愧疚。以前我太笨了，還不覺得愧對家人，沒發現自己擁有這麼多。我現在和孩子很親，但他們已經長大了。我兒子小時候、青少年時，我都不太記得他；是有照片啦。我甚至一直到我女兒二十歲，才驚覺自己有女兒。」

「我應該沒有質疑過這種工作型態，因為大家都是這樣。這就是工會職場文化的一部分。破裂的婚姻和酗酒都很常見。我是這群朋友中第一個戒酒的。」

吸引羅伯組織工會並持續投注心力的動力，就是有機會改善人們的生活，致力於邁向更公正公平的社會。「這就是我從不拒絕的原因，因為還有好多事情要做，世上總是有不公的事件。我能夠貢獻己力，讓世界更美好，對此我感到很幸運。」

羅伯現在已經學會拒絕過分的要求。有意思的是（這多半並不是巧合），由於關節黏連性脊椎炎使他的肋骨和脊椎黏連在一起，這意外在情緒表達方面帶來一項好處。

「在表達憤怒方面，我比其他人有個優勢，就是我蠻會運用語言。我從來不會亂吼，我不必這麼做，因為我能透過控制呼吸，表達正確的用語。關節黏連性脊椎炎的一個好處是，這種病使肋骨僵硬，因此肋骨前後無法動彈。」羅伯解釋道，人在沮喪或憤怒失控時，呼吸會變得很淺，得用肋骨間的肌肉來擴大胸腔，吸氣進入肺部，但因為他罹患這種病，沒辦法這麼做。

「為了要發出有力的聲音，控制自己講話的方式，我得用橫膈膜呼吸。通常你不會這樣呼吸，而是利用肋骨前後收縮來淺淺地呼吸。但因為我得用橫膈膜呼吸，我的內臟會上下移動。比起肋骨，人更能控制橫膈膜的肌肉。」橫膈膜呼吸有助於有效控制情緒，還能確保大腦的思考部位獲得充分的氧氣供給。

「以前我得刻意練習，現在我的肋骨沾黏了，我只能這樣呼吸。」

「最有意思的是，瑜珈呼吸老師總會叫我們要用橫膈膜呼吸，這樣才健康，但關節黏連性脊椎炎逼得我非這樣不可。」

「生病讓我更清楚地表達想講的話。多數人生氣會大吼，你可以從這看出他們在生氣，他們是透過語言來傳達怒氣。但因為我的呼吸方式受限，我得用短句說話，我可以縮短詞彙，清晰宏亮地說話，而非大吼。控制呼吸的同時，你也控制了脾氣和憤怒，我所謂的控制是，善用憤怒來達到目的。」

羅伯分享的時候，我突然意會到大自然巧妙又難以解釋的機制，在理想情況下，人們應該在健康時學會這些，否則大自然只好透過讓人罹病來教導。

有一份研究顯示了此奧妙的可能原因，就是類風濕性關節炎令人疼痛不已的發炎也具有保護功能：關節的柔軟度和一週之後壓力的降低顯著相關。研究人員的結論是：「研究結果具有重要的臨床意涵，衝突發生與關節疼痛之間的關聯，呈現出一種恆定系統，其中透過疾病的惡化，負面的社交互動可以受到調節[16]。」

換言之，**疾病的發作迫使患者避開帶來壓力的互動。身體在替你說不。**

第十四章　微妙的平衡

我有一位七歲病人準備在兒童醫院接受心臟手術。她患有先天性心臟病，之前已經動過兩次手術，父母也已經熟悉例行程序，不過希望其中一項手術室規定可以稍微變通。因為之前他們的女兒被綁在擔架上，周圍都是戴口罩的陌生人，手臂還因為要接上靜脈導管而被固定住，使她情緒十分不穩，不停掙扎。父母希望這次能在麻醉劑讓女兒昏睡之前陪伴她。雖然院方人員覺得如果家長在場，小孩會黏人，更會亂動，不過還是配合了。結果這次的麻醉過程十分順利。

隔離家長是醫院傳統的慣例，這樣的慣例忽略了依附關係的重要性，家長可以調節孩童的情緒、行為和生理指數。家長在場與否對孩童的生理狀態有很大的影響。孩童的神經化學輸出、大腦情緒中樞的腦電活動、心律、血壓、與壓力相關的荷爾蒙含量都會呈現極大差異。

除非符合特定明確的內外在條件，否則生命無法存續。比方說，我們無法適應高血糖值，也不能在核爆輻射的環境下生存。自我調節的功能，不論是心理或身體方面，都可以類比為溫度調節器：即便室外天氣狀況極端，仍能確保屋內的溫度維持穩定。如果氣溫過低，暖氣系統就會開啟；假如氣溫過高，冷氣就會開始運作。以動物來說，自我調節功能展現在恆溫動物身上，使之能生存在各種環境中，比起變溫動物，前者能適應更極端的冷熱環境，而不會結凍或過熱。變溫動物由於不能自我調節體內環境，棲地的選擇大幅受限。

孩童幾乎沒有生物自我調節的能力；其心律、荷爾蒙濃度、神經系統活動等內部生理狀態，完全是依賴與成人照顧者的關係來維持。愛、恐懼、憤怒等情緒能達到保護自我的目的，同時維持與父母和其他照顧者不可或缺的關係。只要威脅到年幼個體與成人關係的穩定，都會成為心理壓力，因為只要關係受到干擾，年幼個體的內部環境就會產生騷動。

童年以後，情緒和社會關係仍對生理狀態有重要影響。紐約艾伯特．愛因斯坦醫學院（Albert Einstein College of Medicine）的精神科和神經科學系的麥榮．霍夫（Myron

Hofer）教授曾寫道：「即便長大成人，也不一定就有獨立的自我調節能力。社會互動可能終身都在內部生物系統的日常調節中扮演重要角色❶。」整體背景和我們與他人連結的關係，能大幅影響我們對於環境挑戰的生物反應。一位傑出的研究者曾貼切地描述道：「適應並沒有完全發生在個體內部❷。」

人類物種的演化並不是以單獨個體的方式進行，我們是社會動物，生存有賴強大的家族與部落的情感連結。我們都知道，社交跟情感連結是人類神經與化學組成中不可或缺的一部分，畢竟我們日常和他人互動時，身體都可能經歷到劇烈的生理變化。「你又把吐司烤焦了」，這句話以怒吼或帶著微笑表達，會引發明顯不同的身體反應。考慮到人類的演化史與現有的科學證據，如果剔除心理情緒的網絡來瞭解健康與疾病，會非常偏離事實。「基本前提是，人類就和其他社會動物一樣，其生理恆定和健康狀態不僅會受實體環境的影響，社會環境也至關重要❸。」

以此生物心理社會角度觀之，個體的生物與心理運作、人際與社會關係會共同作用，彼此影響。

喬伊絲是四十四歲的應用語言學教授。她注意到自己加諸在身上的壓力是引發氣喘症狀的主因。「我覺得每次氣喘發作，都是因為我擔下負荷不了的工作。雖然我自認能夠應付，不過身體會提出抗議。」

「我在大學教書已經十年了，有好幾年我是唯一的女性，現在這一點改變了，我覺得自己的努力有了回報。現在有四名女性，這很棒，但我內心還是不由自主想要擔下更多工作。我必須證明自己。我的系上從來沒有女性獲得終身職。這裡的環境對女性的想法或女教授並不有利。」

「我把很多『應該』內化了。這很難。我的問題就是不會拒絕。對我來說，拒絕別人會帶來很大的空洞，這讓我害怕不已。我千方百計要填滿這些空洞。」

去年秋天和冬天，喬伊絲的氣喘尤其令她感到困擾。她需要使用比平常劑量更高的吸入型藥物，才能使呼吸道暢通並壓制肺部發炎。「我發現氣喘逼我拒絕，本來根據交換計畫，我得去巴爾的摩，但我說：『不，我沒辦法去，』這發生過不只一次，我會以『氣喘發作』來當作藉口，取消行程。我躲在這個藉口背後，因為我沒辦法直接說：『我不要。』」

氣喘的原因是圍繞小支氣管的肌肉纖維繃緊，造成小支氣管（肺部的細小呼吸道）可逆性收縮。在此同時，小支氣管的黏膜也腫脹發炎。PNI系統的各個組成部分都與氣喘的過程有關，包括情緒、神經、免疫細胞與荷爾蒙。神經性放電遇上多種刺激會使呼吸道收縮，情緒就是刺激因子之一。氣喘另一個典型症狀——小支氣管黏膜的發炎反應，則是由免疫系統引起，最終導致呼吸道黏膜腫脹和小支氣管中發炎碎屑的堆積。

氣喘發作時，收縮的小支氣管中受阻的並不是吸入空氣的過程，而是呼出。氣喘患者吐氣困難，感覺胸口開始繃緊，於是肺部啟動咳嗽反射動作，試圖要暢通阻塞的呼吸道。急性氣喘發作時，費力的吐氣過程會使收縮的小支氣管發出氣喘典型的哮鳴聲，噘起的嘴唇也會發出類似哨音的聲音。較輕微的患者中，唯一的症狀可能只有咳嗽。有些患者長期有氣喘症狀，有些人只是間歇發作。

引發氣喘的原因眾多，依個人體質而定，可能是過敏原、運動、冷空氣、阿斯匹靈等藥物、哭泣、大笑、呼吸道病毒感染或情緒激動。氣喘是少數主流醫界認定與身心有重要關聯的疾病。

不論直接的觸發因子是阿斯匹靈、冷空氣或是焦慮感，情緒都會大幅影響容易發作的程度。長期的情緒壓力會使免疫系統變得敏感，因此容易對觸發因子過度反應。

情緒影響氣喘發炎反應的另一個管道是荷爾蒙。糖皮質素是一種消炎類固醇，皮質醇就是其中最著名的一種。腎上腺接收到大腦下視丘垂體系統的訊號後會分泌糖皮質素。若HPA軸線受損，皮質醇分泌量下降，就會促進發炎。德國特里爾大學的一項研究發現，患有異位性皮膚炎或氣喘的兒童面對壓力時，皮質醇分泌量較低。「研究人員請病童說故事或做心算時，比起健康孩童，前者唾液中的糖皮質素濃度上升幅度較小❹。」事實上，人造的類皮質醇荷爾蒙就是重要的氣喘治療藥物。

在許多針對孩童跟成人氣喘患者的研究中，記錄到疾病的嚴重程度，與因為關係所引發的情緒狀態極為相關❺。研究人員觀察氣喘孩童與父母的互動，發現有典型的不安全型依附現象。和健康孩童跟囊腫纖化症病童相比，氣喘孩童所表現出的分離焦慮程度都較高。囊腫纖化症是一種先天肺部疾病，嚴重程度比氣喘高出許多❻，因此疾病的嚴重程度並不是造成焦慮的原因。

有一項研究是在測試條件下，觀察二至十三歲氣喘病童與健康孩童的呼吸模式。研究人員讓每位孩童聆聽母親跟陌生人的錄音，「不論聲音語調如何，比起陌生女性的聲音，氣喘病童聽到母親聲音時較常顯現出不正常的呼吸模式。這項耐人尋味的結果呈現了情緒對呼吸的特殊影響，這和一般的預測相反，顯示氣喘病童並未將母親視為令人安心的慰藉❼。」

德國的研究顯示，比起健康孩童，氣喘病童更常與父母雙方建立長期的負面互動模式，而且程度是逐漸加劇。比起健康孩童的家長，病童父母更常對子女表現出批判行為❽。以客觀的指標來說，氣喘孩童感到挫折或受批評時，肺部呼出的氣流量減少，顯示呼吸道正在收縮。研究人員請氣喘病童回想強烈憤怒或恐懼的事件時，也記錄到氣流量降低的現象。

患者本身跟其家屬並不一定辨識得出誘發氣喘的壓力。費城兒童輔導診所的薩爾瓦多．米努慶（Salvador Minuchin）醫師研究過氣喘等兒童疾病。他認為高敏感的孩童會於無意識中觀察環境中的線索，尤其是家長的情緒狀態。他注意到使兒童患病的家庭系統有四個共同特徵：糾結、過度保護（控制）、僵化、缺乏衝突解決方案。「病態糾結的家庭系統的特徵包括易起反應、彼此間高度牽扯。這可從以下方面看出來：過度互相依賴、侵入個人界限、自我與家庭成員的分化認知不足、貧乏的……界限觀❾。」

喬伊絲最近一次氣喘發作是在一次家族聚會後開始的，持續了好幾個月。那次事件中，她覺得自己被哥哥抨擊，喚起她童年驚恐的情緒與壓抑的怒氣。

近來一項澳洲研究顯示，正面的社交關係對調節壓力很重要。此研究訪問了五百一十四位須接受乳房組織切片的女性，其中將近半數後來被診斷出癌症，另一半則是良性腫瘤。研究結果「顯示，具有高威脅性的生活壓力源和社會支持間存在重大關聯。經歷客觀上具高度威脅性的壓力源且缺乏親密情感的社會支持的女性，罹患乳癌的機率增加了九倍[10]。」

研究人員對這項發現感到意外。他們寫道：「我們發現具嚴重威脅性的人生經歷與缺乏社會支持間存在交互關係，這讓我們有些意外，畢竟兩者若獨立存在並不會產生影響。」

不過我們不應對這項發現感到訝異。讀者應該記得第一章面臨考試壓力的醫學生，其免疫系統活動減弱，而越孤獨的學生免疫能力越低。情感和社交連結維繫我們的生存，理論上不能與人類的生理運作分開看待，實際上，兩者更是息息相關。

有一項為期十七年的追蹤研究是以加州阿拉米達郡的居民為對象，檢視社交連結或孤立感與癌症發病的關聯。這項研究開始之時，受試者皆未罹癌。「社會孤立似乎是女性的主要危險因子，不僅是實際的孤立狀態，孤立的感覺也有影響……有鑑於情緒會影響荷爾蒙調節，孤立的確可能對於這類癌症的發展有直接的促進作用⓫。」研究人員將女性乳癌、卵巢癌、子宮癌歸類為荷爾蒙相關癌症。

社交與人際壓力源等其他外界壓力，對每個人的生理影響並不相同，那除了天生個性以外，還有哪些因素會造成個體差異呢？

其一關鍵因素就是情緒發展。假如本章開頭提到的那位病童在二十五歲時需要再接受手術，那時施打麻醉劑就不再需要父母陪伴，那時她會有足夠的自制力，因此就算沒有父母在旁，神經傳導質活動或壓力荷爾蒙也不會失衡。不過我們不能視這種現象為理所當然，因為並不是每個人步入成年就自動學會情感獨立。不論在任何年齡，我們的情緒運作受依附需求、恐懼與焦慮所控制的程度，都會進而影響我們對潛在壓力源的反應。

根據已故美國精神科醫師穆雷・鮑溫（Murray Bowen）所闡述的家庭系統理論，疾病並不是發生在單一人類個體身上的單純生物事件。家庭系統的觀點認為，個體的生理運作之間時時刻刻存在關聯。母親與胎兒之間的連結自是不言而喻，不過這種生理關聯並不止於出生，個體成熟後都不一定會斷絕。我們已經看過，這類關係終身都會是重要的生物調節因子。

家庭系統理論的基本概念之一是分化，定義是「與他人進行情緒接觸的能力，同時保有控制自我情緒運作的自主性」。分化能力不足者，「會缺乏自我與他人間的情緒界限，也缺乏思考和情緒感受之間的『界限』，因此理智容易受情緒影響。這樣的人會不自主吸收他人的焦慮感，使自己也感到龐大的焦慮[12]」。

分化能力健全者能以自己的情緒來回應，不為符合他人的期待，也不刻意反抗；不會壓抑自己的情緒，也不會衝動表現出來。麥可．柯爾（Michael Kerr）醫生曾與穆雷．鮑溫共事，他是華盛頓特區喬治城大學家庭中心的主任。柯爾醫師將分化分為兩種類型：功能分化和基礎分化，兩者表面上看似相似，不過以健康與壓力的觀點觀之，其實天差地別。

功能分化指的是個人有根據自己與他人的關係行事的能力。比方說，其他人（例如我的員工、配偶、子女）得承受我的焦慮，忍受我的壞脾氣、不可靠的習慣、貧乏的情緒互動，甚至是霸凌行為，我才能正常過日子；如果其他人拒絕我為他們分派的任務，我就完蛋，那麼我就只具有功能分化。另一方面，如果其他人不必替我分擔情緒，我也能順利維持日常生活；也就是說，我能理解他人，且對人對己都不隱藏情緒，那麼我就具有基礎分化的能力。基礎分化的程度越低，個人就越容易經歷情緒壓力與身體疾病。

一項壓力、適應和免疫的研究是以一千四百位西點軍校的年輕軍校生為研究對象，為期長達四年。該研究記錄了軍校學生的心理狀態和一般血液檢驗結果，調查其容易感染 E-B 病毒的程度（E-B 病毒是引發傳染性單核白血球增多症的病毒）。研究結果發現，最容易感染病毒或罹患臨床疾病的族群有以下共同特質：對自己的期望很高、課業上遇到困難、父親成就很高⓭。我們由此可看出，壓力與自認須達到家長期望之間的關聯，也就是說，內在生物環境與小孩持續需要獲得認可之間存在著關聯性。

另一項研究比較相同數量的已婚女性與離婚或分居女性。研究人員透過已婚女性的自述來評估其婚姻品質和滿意度，再透過血液抽樣檢視所有受試者的免疫系統活動。差勁的婚姻品質與低落的免疫反應「呈現強烈的正相關」。在離婚或分居組中，與低落的免疫功能最密切相關的兩項心理因素，就是自關係破裂後的時間間隔（離婚姻破裂的時間越近，免疫受到抑制的程度就越高），以及對前任配偶的依附程度（情緒依附程度越高，免疫功能就越低落）⓮。女性的自我調節能力越好，對失敗關係的情緒依附程度越低，免疫系統就越活躍。也就是說，分化能力越佳，健康狀況就越好。

任何關係中，權力較低落的一方會負荷這段關係中較大比例的焦慮感，這也是女性因焦慮或抑鬱接受治療的人數比男性高出許多的原因。（此處所說的權力高低，端視是哪一方必須去滿足另一方的需求。）這並不是指，妻子心理失衡的程度會比丈夫高，即使丈夫可能看起來地位較高。此處要強調的是關係的失衡，也就是說妻子在負擔自己壓力與焦慮的同時，也同時在承受丈夫的負面情緒。

為了維繫關係而較壓抑自己需求的那一方，罹患身體疾病的機率也較高，所以女性罹患自體免疫疾病或與抽菸無關的癌症的比例較高。柯爾醫生寫道：「身心關聯和人際連結的存在意味著，**某人的焦慮可能以身體症狀的形式出現在另一人身上**。情緒障礙就是一例，為維護關係和諧而做出較多改變的患者配偶，反而容易出現症狀⓯。」

自然界的最終目標在於撫育個人從絕對依賴走向獨立，更精確來說，是成長為社群中相互依賴的成熟個體。「發展」就是在我們的基因編程容許的範圍內，由完全的外界調節演進為自我調節的過程。自我調節能力良好的人最有能力在社群中成功地與他人互動，並培養同樣具有能力自我調節的下一代。

任何違逆大自然規畫的發展都威脅到生物體長遠的生存。幾乎從生命之初，我們就能觀察到安全感與自主性兩種需求之間的緊繃關係。發展意味著以漸進、符合年齡的方式，由追求安全感轉向追求自主性，由依附走向個體化。不過兩種需求都不會完全消失，任一方都不能壓倒另一方。

步入成年後，隨著自我調節的能力提升，自主需求也會提高，便會追求真正做出選擇的自由。任何打擊個體自主性的事物都會是壓力的來源。如果個體缺乏有效回應社會或生理環境的力量，或當感到無助、沒有實質選擇時——也就是說，自主性遭削弱時，壓力就會放大。

不過自主性的行使，不能破壞生存所依賴的社會關係，不論是與密友，或是和其他重要他人的關係，例如雇主、同事、社會權威人物等。如果自我調節情緒的能力在幼兒或孩童時期發展不足，那麼成年後就會倚重與他人的關係來維持恆定。依賴程度越深，關係斷裂或不穩時所帶來的威脅就越大。因此，**主觀和生理壓力的高低，會與情緒依賴**

的程度成正比關係。

為了盡量降低關係不穩所產生的壓力，個體可能會放棄部分的自主性。不過這並不是健康的做法，因為失去自主性，個體本身也會產生壓力。即便放棄自主性表面上看似是維持關係「穩定」的必要之舉，即便主觀上因「鞏固」關係而感到寬心，這樣做仍會提升壓力。假如一個人長期壓抑自己的情緒需求，以便讓自己可以為旁人所接受，這人透過罹患疾病而付出代價的風險也會提高。

保護自己不因關係不穩而感到壓力的另一種方式是關閉情緒。容易受到傷害的個體為了安全感，可能自人群抽離自己，斷絕親密關係。這種應對方式也許可以避免焦慮，阻擋主觀的壓力感受，不過實際上生理方面仍會感受到壓力。情緒的親密關係在心理和生理上都是不可或缺的。建造圍牆、阻擋親密感的人沒有自我調節的能力，而是冰封自己的情緒。這些人會因需求未受滿足而備感壓力。

社會支持有助於減緩生理壓力。有充分證據顯示，健康與社會環境之間存在密切關係。在阿拉米達郡的研究中，社交關係越孤立的人，得到多種疾病的機率越高。有三項年長者的研究皆顯示，五年內的死亡率與社會整合程度直接相關，意指社交連結越多，其死亡率越低。研究者一致的結論是「社交連結與支持……本身就是預測發病率和死亡率的有效指標，與其他危險因子無涉[16]。」

因此，在成人生活中，調節生物的壓力有賴於一種微妙的平衡：一邊是社交和關係的穩定，另一邊是實質的自主性。只要平衡被打亂，即使在個體沒有意識到的情況下，都會是壓力來源。

第十五章　失落

瑞秋的類風濕性關節炎第一次發作是在猶太除夕，她是位矮小的女士，不過一五〇公分高，坐在客廳的沙發上，身旁倚靠著一隻巨大的泰迪熊，因此特別顯得嬌小。瑞秋十分瘦弱，令人聯想到營養不良、情緒遭剝奪的早產兒。

「我出生的時候，肺部吸入羊水，生命頭四週都待在保溫箱中。那時是一九六一年，人們不知道保溫箱中的嬰兒也需要撫摸碰觸。所以我出生的第一個月就只有針頭戳來戳去。我的母親沒有來看我，因為她得照顧我哥哥，如果我的父親有來……我也不知道會怎樣。」

假如瑞秋之後受到呵護關愛，那麼生命的第一個月遭遇情緒剝奪且缺少撫摸接觸也不會有太嚴重的後果，不過實際情況並非如此。瑞秋的出生所被賦予的目的幾乎在受孕當時就宣告失敗。她的母親原本希望能藉由懷孕維持婚姻，不過在瑞秋出生之前就被丈夫拋棄。你可以想像瑞秋母親當時的心理狀態，孤單一人，還須照顧一個幼兒（瑞秋的哥哥）和一個嬰兒。

在這種情況下，瑞秋養成習慣，隨時須證明自己有理由存活在這個世界上（沒有人的第一天性會是這樣）。她總是預期自己會被拋棄，她說：「我覺得別人只要認識我，就一定會離我而去。」前一次假期，瑞秋收到好幾個邀請，她對此感到十分震驚，居然有人希望她在場而不求其他回饋，瑞秋簡直無法理解。

自從瑞秋被診斷出類風濕性關節炎後，她開始接受治療，因此比以前更容易察覺自己的感受。憤怒仍然是她最難以發覺的情緒。瑞秋生氣通常是因為自覺被忽視或貶低，例如最近一次是因為她的母親批評她找治療師的決定。「她不懂我為什麼要挪出部分福利補助金，付費接受治療，她覺得我應該找個醫療保險給付的精神科醫師就好。但其實我終於找到了能夠溝通的對象，但她一點也不在乎，她只想到錢的部分。」不過瑞秋沒辦法平靜地表達這是她自己的選擇，她會開始爭執，想尋求母親的理解。與母親憤恨爭執的後果是長達一週的厭食情緒，這是她將怒氣導向自己的方式。

當瑞秋需要證明自己時，她會吞下自己的怒氣，試圖為自己辯解，以安撫或說服來讓對方「理解」。這樣的舉動是這個脆弱孩子的直覺反應，她須費盡力氣才能讓爸媽滿足自己的需求。由於擔心並害怕被拋棄，她壓抑任何可能遭到拒絕的情緒。

童年經歷只有部分留存在意識與記憶中。雖然無法直接想起細節，她仍知道自己出生時的情況。不過即便沒有這些資訊，我們可以從以下幾點確定，瑞秋幼年時期的經歷：她對於親密關係的絕望感；雖然將近四十年來徒勞無功，她仍持續追求母親的理解。這些行為都代表著極度精確的記憶，在嬰兒發育初期就銘刻在腦海之中。這份記憶終身指引她的行為，也是自體免疫疾病的溫床。

潛在疾病的生理環境早在生命初期就已形成。嬰兒時期的經歷就決定了大腦的壓力反應機制，就像暗含的、無意識的記憶影響了我們對自己、他人、世界的行為和態度。癌症、多發性硬化症、類風濕性關節炎等我們討論過的疾病都不是成人時期突然出現的新病症，而是終身經歷所形成的最終結果。形塑這些經歷的人際互動與生物體內的印記可能發生在生命初期，我們完全無從想起。

一項義大利研究顯示，比起健康的對照組，罹患生殖器官癌症的女性表示與其父母的關係較不親近，她們也較少顯露情緒❶。

另一項大型歐洲研究比較了三五七位癌症患者與三三〇位健康人士，發現與對照組相比，罹患癌症的女性對童年住處較少有正面回憶。將近40％的癌症患者在十七歲以前經歷過父親或母親的死亡，這個比例是對照組的2.5倍❷。

之前提過有一項追蹤研究以約翰霍普金斯大學的醫學生為對象，為期長達三十年。受試者於就讀醫學院時接受訪談，若內容顯示童年時與父母的親近程度低於一般平均值，則患病的風險特別高，而且至中年時，這些受試者自殺、罹患心理疾病、高血壓、冠狀動脈心臟病或癌症的機率較高。另一項類似的研究以哈佛大學的大學生為對象，訪問他們對父母關愛的感受，三十五年後再次調查受試者的健康狀態。至中年時，對於父母關愛有高度正面感受的學生只有四分之一罹病；相較之下，對於父母的關愛有負面感受的學生中，將近九成患病。研究人員的結論是：「是否感受到被愛的程度，很明顯與健康狀態相關❸。」

觸摸是新生兒在這個世界上最早的體驗，這是我們早期接受關愛的方式。哺乳類的母親都會給予子女觸覺的刺激，例如，鼠類會舔舐幼鼠，靈長類會撫摸幼獸。艾許利·蒙特谷（Ashley Montague）在其傑出著作《觸摸：肌膚對人類的重要性》（Touching:

The Human Significance of the Skin）中寫道：「新生兒與幼童接受關愛的各種形式，對其身體與行為的健全發展至關重要。對人類來說，觸覺刺激極有可能對其情緒和情感關係的健全發展有深遠影響；『舔舐』動作本身與其象徵意義都和關愛密切相關。簡言之，人類不是透過指導來學習關愛，而是先被愛，然後才學會愛人。」

由動物實驗可知，身體接觸可刺激生長荷爾蒙的分泌，促進體重增加和身體發育，這項發現也適用於人類。一項針對早產兒的研究將住在保溫箱中的新生兒分成兩組，其營養攝取等條件皆相同，唯一的差異在於，其中一組新生兒每天獲得三次各十五分鐘的觸覺刺激，為期共兩週，另一組則無。與對照組相比，「給予嬰兒觸覺刺激，結果使其體重顯著上升、頭圍增加、行為指標也有所增進❹。」瑞秋嬰兒時期缺乏觸覺刺激，有害其身體發育，同時也為她帶來不受期待與關愛的最初模糊印象，而後來的事件則強化印證了這些早期印象。

我們與世界的互動方式決定了我們的生理與心理發展。情緒互動就和身體接觸一樣重要，兩者頗為類似，因為當我們提到被撫摸時的情緒體會，我們是可以辨識得出來。人際關係透過感覺器官與大腦形塑了我們從幼兒到成人的演化過程。社交—情緒的互動對人類大腦的發展影響非常大，而從我們出生的那一刻起，這些互動就開始調節ＰＮＩ超系統的狀態、活動和發展。我們處理心理和生理壓力的獨特方式都在生命的頭幾年已大致成形。

哈佛大學的神經科學家曾研究過羅馬尼亞在希奧塞斯古執政期間，當地育幼機構中受到嚴重忽略的孤兒的皮質醇濃度。在這類機構中，保育人員與孩童的比例為一比二十，所以除了最基本的照顧外，孩童很少被抱起或撫摸。他們會出現自我擁抱的動作，舉止抑鬱，這些都是被遺棄的幼童常出現的行為。唾液檢驗發現其皮質醇濃度異常，顯示其ＨＰＡ軸線已經受損❺。如我們已經瞭解的，自體免疫疾病與癌症等病症的患者常有ＨＰＡ軸線受擾的現象。

童年經歷的虐待、創傷或嚴重疏忽會帶來負面後果，這是易懂的道理。但是為什麼許多人未曾遭受虐待或創傷，卻仍罹患壓力相關疾病？這些人患病並不是因為曾經遭遇負面的經歷，而是因為沒有獲得正面的對待。哥倫比亞大學發展心理生物學系主任麥榮・霍夫（Myron Hofer）在一九九六年於《身心醫學》的特刊中寫道：「矛盾在於，某種東西或某人的不存在怎麼會製造出這樣的擾動……一定有某種失落的生物反應，而我們一定要找出來❻。」

缺少某個東西或某人為什麼會產生生理擾動？當我們去回想關於壓力的討論，答案就一目瞭然。所有壓力源都代表環境中可能或確實缺乏某種必要元素，而生物體認為這些元素是生存所必需的。在《何謂壓力》（What Is Stress）一書中，作者寫道：「壓力刺激……顯示某個東西不見了或即將消失，而此東西對生物體來說非常重要，而且是非常渴望的❼。」

對所有年幼的恆溫生物來說，父母是生存所必需。人類幼童倚賴成人照顧的時間長度遠超過其他動物的子代，而原因遠不止於立即的生理需求。父母所扮演的照顧角色除了提供食物、遮蔽處，傳授生活技巧等知識並保護免於狩獵者傷害外，從羅馬尼亞孤兒院這個令人心疼的例子可看出，在孩童的生理與情緒系統成熟之前，父母也扮演調節生理狀態的重要角色。父母的關愛不單是溫馨愉悅的情緒感受，同時也是生理和心理健全發展至關重要的生物條件。父母的關愛和注意也能促使大腦迴路、PNI系統、HPA軸線達到最佳的成熟狀態。

與其他哺乳類動物相比，人類新生兒的大腦較成人的小、不成熟。舉例來說，馬出生第一天就能奔跑，而人類要到一歲半或更久之後，奔跑所需要的神經迴路、視覺空間感知、肌肉協調能力才會發展完成。為什麼我們出生時的神經能力如此不足？解剖學上最直接的理由就是，人的頭部體積太大。出生時，新生兒腦部就已經是全身直徑最大的器官，是最容易卡在產道中的部位。演化過程中，隨著人類智力增長，手部動作越趨精細複雜，頭部體積必須成長，以便容納腦部這些能力的發展，在此同時，人類骨盆逐漸縮小，以利於雙足平衡步行。如果人類骨盆和馬一樣大，就沒辦法以雙腳行走。也就是說，演化過程中，人類頭部體積增大，而骨盆逐漸縮小。假如懷孕末期胎兒頭部的尺寸比現在還大，恐怕沒有人能夠順利生產。

四分之三的腦部體積增長與將近九成的腦部發展是在出生之後才開始，大部分會於三歲之前完成。出生之後，人類大腦的成長速率和在子宮內一樣，哺乳類動物中就只有人類是如此。出生一個月後，神經連結（突觸）發展的速度和複雜程度令人驚奇，某些時期一秒甚至會新增數百萬個新突觸。

決定發展過程的除了天生的基因條件，環境因素也很重要。就算是最優質堅韌的麥種也無法於貧瘠乾涸的土地上生長。數十年來的神經科學研究已證實，父母呵護關愛的情感互動為人類大腦發展所必需。情感互動可能刺激或抑制神經細胞與迴路的生長，其中機制相當複雜，牽涉到天然化學物質的分泌。簡單來說，幼兒經歷「快樂」的事件時，身體會分泌腦內啡這種「獎勵化學物質」，這是大腦天然生成的類鴉片物質。另一方面，動物實驗顯示，如果皮質醇等壓力荷爾蒙長期維持高濃度，會使重要的腦部中樞萎縮。

大腦中的神經迴路與神經化學會根據環境刺激來發展。出生時視力正常的嬰兒如果被關在暗無天日的房間中五年，必然失明且視力無法回復，因為視覺迴路的發展需要光線刺激。「達爾文式」的競爭將決定哪些神經元與突觸存活下來——受到使用的得以保留下來並成長茁壯，而無適當環境刺激的神經元成長則會受限，或是萎縮、死亡。

人類發展的基本目標是長成能夠自立、自我調節的個體，並與社會環境中的其他人類和諧共處。孩童自我調節的神經生物系統若要健全發展，與父母的關係至關重要，父母必須能察覺、瞭解孩童的感受，並以通達細膩的同情心回應孩童的情緒。情緒就是生理反應的狀態，不論是正面的「我還要」，或是負面的「我不要了」。嬰兒和幼童還無法調節自己的情緒狀態，因此如果沒有透過與父母互動進行調節，生理上可能面臨筋疲力竭，甚至死亡，因此與父母的親近關係是調節嬰兒生理狀態的要素。

自我調節需要不同的頭腦區塊協調運作，且須由上部、較晚開始發展的區塊良性主導下部。腦幹是頭腦中最早開始發展的部分，也是維持生命最重要的部分。腦幹又稱為「爬蟲類腦」，是產生本能生存衝動之處，也掌管基本的自主功能，包括飢餓與口渴的感覺、心血管與呼吸運動、體溫。人腦中最晚發展的部分稱為新皮質，位於大腦前端。皮質之所以稱為「皮」，因為它是薄薄一層灰質，包裹著大腦白質。前額葉皮質負責調控我們對外界的反應，不會聽令於原始衝動，而是學習分辨什麼是友善的、中立的，和有敵意的，還有哪些是有益於社交、哪些無益，再據此行事。其功能包括衝動的控制、社會情緒智商與動機。皮質協調任務的重點不在於展開行動，而是抑制頭腦較底層部位產生的衝動。

邊緣情緒系統負責居中協調皮質的調節任務和腦幹的基本生存目標。邊緣系統包括位於皮質跟腦幹之間的腦部結構，也含括皮質的部分區域。邊緣系統為生存所必需，如果缺少邊緣系統，而光有皮質的調節跟思考能力，就會像生活白癡的腦袋一樣，空有智識而無真實世界的生活知識。

情緒能為我們解讀世界。情緒具有發出信號的功能，我們的內在狀態受外界刺激影響時，會透過情緒告訴我們。我們能以過去經驗的記憶過濾當下的刺激，情緒再據此做出回應，情緒也會根據過去的認知來預測未來。

就像視覺迴路的發展需要光線刺激一樣，負責情緒體驗與調節的腦部結構發展（不論位於皮質或中腦）也需要父母的刺激。邊緣系統在「解讀」、接收父母情緒訊息的過程中逐漸成熟。記憶中樞（不論有無意識）透過與父母的互動不斷強化，並藉此為未來解讀世界做準備。孩童與照顧者的關係能刺激迴路分泌血清素、正腎上腺素、多巴胺等重要的神經傳導質，並加以協調，這些激素對於情緒穩定、覺醒、動機與注意力來說相當重要。

孩童的世界觀是透過與父母的互動逐漸建立起來：可能是充滿愛與接納的世界；或是充斥忽視與冷淡的環境，孩童必須奮力搜尋探求，才能滿足自身的需求；或更淒慘的充滿惡意的世界，自己必須隨時保持超乎尋常的警戒。我們與最初照顧者的關係會在神經迴路中建立關係範本，未來的關係容易依循此模式。我們如何受到理解，就會以相同的方式認識自己；最深層的無意識中如何感受關愛，就會以同樣模式愛護自己；幼時內心感受到何種程度的同理照顧，就如此仿效照顧自己。

嬰幼兒時期若經歷過依附關係的斷裂，可能對腦部的壓力反應機制跟免疫系統產生長期影響。大量動物實驗皆證實，早期依附關係的擾動和成人時期失衡的壓力回應能力間存在強烈關聯。反過來說，幼兒時期若擁有呵護關愛的依附互動，則成人時期會有較佳的生理壓力反應。

要滿足人類的依附需求，光有身體的親近感跟觸摸是不夠的，豐富飽滿的情感連結也同樣重要，尤其是所謂「協調」陪伴的品質。協調是一種微妙細膩的過程，父母須「調整至」瞭解孩子情感需求的狀態。這樣的行為十分直覺，但也很容易因父母壓力過大或出現情緒或財務等問題而分心。若父母童年時期未曾經歷過協調陪伴，很可能就無法如此對待自己的子女。沒有協調關係的孩童可能感受到關愛，但無法在更深的層次上以自己的真實模樣獲得理解，他們學會向父母呈現出「能夠獲得認可」的一面，壓抑父母不接受的情緒反應，也學會因為出現這種反應而否定自己。

不論原因為何，幼兒的照顧者如果壓力過大而無法提供必要的協調陪伴，幼兒長大後很可能會長期感到情感孤立，不論現實是否真是如此，會總覺得沒有人能分享自己的感受、沒有人「瞭解」。此處討論的並不是缺乏爸媽的關愛，也不是爸媽與孩童之間實際的分離，而是孩童並未感覺到自己被看見、獲得理解與同情，也沒有在情感上被同理。這種實體上親近，但情感上分離的現象稱為「近距離分離」。父母與孩童間缺乏協調接觸，或父母因壓力而於互動時分心，都會產生近距離分離的現象。

協調互動中斷的例子包括：父母與孩童令人非常愉悅的目光凝視交會時，由父母首先移開視線；或因父母想要互動而堅持逗弄休息中的孩童，即便孩童當時需要自高強度的互動中稍微喘息。

加州大學洛杉磯分校的心理學家、理論家暨研究者艾倫・舒爾（Allan Schore）寫道：「靈長類的實驗顯示，即便母親就在視線範圍內，但若情感上心不在焉，幼兒也會表現出嚴重的分離反應。我認為近距離分離在早期的人格發展中是一種常見而影響力深遠的現象❽。」

在近距離分離中，父母人是在現場，但情感上心不在焉。在現代的高壓社會中，這樣的家長孩童互動模式越來越常見。近距離分離時，孩童所經歷的心理壓力和實際與家長分離相仿。近距離分離對幼童的影響是在無意識的心理層次，而不是有意識的思想感受層面，因此孩童長大成人後回想童年經驗時，不會想起某次特定事件，而是一種由「失落」所引發、深層瀰漫的生物反應。

近距離分離的經驗會內化為個人的心理機制：童年時受到如此「訓練」的成人所選擇的關係很可能會重現近距離分離的模式。舉例來說，這些人選擇的伴侶很可能也不會瞭解、接納、欣賞他們原本的模樣。因此近距離分離所引發的心理壓力將會於成人生活中延續下去，通常仍然是在無意識中發生。

第十六章　世代傳遞

讀了前幾章後，各位可能認為子女長大成人後之所以罹患疾病，父母就是罪魁禍首。這樣的結論並不是我的原意，也不符合科學證據。教養方式無關父愛或母愛的多寡，而是有其他更平凡的因素影響著教養方式。父母的愛是無限的，原因無他：對於年幼子女的無私呵護深植於哺乳類腦部的依附機制中。

假如父母無法發揮愛護之心，是因為他們自己曾經深受傷害。我曾治療過溫哥華的毒癮者，接觸過許多藥物依賴的男男女女。他們生活艱困，可能有刑事記錄、染上毒癮、感染愛滋病、生活困頓、處於社會邊緣，不過拋棄子女，或是子女被帶離身旁都是他們心中最深的痛。而無一例外，他們所有人童年時都曾遭虐待或被拋棄。

如果父母未能對子女表現出無條件的接納，那是因為子女並沒有接收到父母所希望呈現的關愛，這份關愛經過父母人格的折射，展現出另一種樣貌。假如父母承受壓力、有未解的焦慮，或因情緒需求未獲滿足而感到不安，子女很可能陷入近距離拋棄的處境中，而這並不是父母的原意。

不論如何，我們的教養態度與反應很大程度上和我們自己的童年經驗相關。從詳盡的人類心理研究可以看出，教養方式反映了父母早期的童年制約經驗。

心理學家喜歡研究恆河猴這種靈長類，因為牠們體型相對較小，也容易照顧。在一群恆河猴中，約有兩成屬於「高反應者」，牠們和母親分離時，比較容易顯現出抑鬱的行為，HPA軸線的啟動時間更長、幅度更大，且交感神經容易過度亢奮，免疫活動受到抑制的程度也較深。以人類來說，這種高反應者的個性過度敏感。不論是恆河猴或人類，這種個體經常處於社會階層底端，其後代的行為、反應和社會地位也相似。

研究顯示，「改變環境可以扭轉體質為高反應者的宿命」，而且正面改變的影響可以延續至下一代。「受到母親特別呵護關愛的照顧時，牠們不會顯現出平常的行為失調，而會表現出早慧的行為發展，成年時更會爬升至階級頂層。雌性則會仿效其慈愛母親的照顧模式❶。」

嚴格來說，我們觀察到的並不是學習的行為。父母與子女間的教養模式之所以相似，主要並不是認知學習的結果。世代之間教養方式的傳遞主要是心理發展所造成的，因為大腦的邊緣迴路於童年便已設定完成，PNI超系統內的連結也已建立。前幾章討論過，孩童情緒中樞的發展會受到父母情緒中樞的影響。因此孩童並不是透過模仿來學習父母的教養方式，就算有模仿的成分，也只是部分原因。子女長大成人後會採用何種教養模式，最大的影響是其情緒和依附迴路當初如何與父母互動，進而發展出來。孩童的壓力反應機制的發展也是依循同樣的模式。

一項成果驚人的動物實驗足以說明這個原則。煩寧（Valium）和安定文錠（Ativan）等鎮靜劑皆屬於苯二氮平類藥物。就和其他影響心理運作的藥劑一樣，人工鎮靜劑能發揮藥效是因為特定的大腦區塊上帶有受體，能接收大腦本身製造的天然鎮靜物質。杏仁核是大腦顳葉中的杏仁狀結構，是恐懼和焦慮反應的主要調節器官之一，上面佈滿了天然的苯二氮平物質受體，啟動時可以緩和恐懼的反應。與年幼時較少受到照顧的成年大鼠相比，年幼時常被母親舔舐、理毛的大鼠的杏仁核上含有較多苯二氮平物質受體。幼年時期母親的照顧會影響個體成年後腦部調節焦慮的生理機制，這樣的差異並非基因造成的❷。

雖然人類的心理發展較動物複雜得多，但同樣具有世代之間複製教養行為和壓力反應的現象。孩童壓力反應的發展也有類似特質。一群加拿大研究人員寫道：「**幼兒時期的母親照顧可以影響調解恐懼的神經系統發展**，藉此『設定』子女對壓力的行為反應❸。」簡言之，焦慮的母親很可能撫養出焦慮的下一代，代代相傳。

研究人員制定了分數量表，用以評估父母和子女親密關係的品質，並記錄三代之間的分數：分別是成年母親與其母親的感情，還有成年母親與其女兒的感情。結果發現兩組母女間的感情分數大致一致❹。

患有創傷後壓力症候群（PTSD）的猶太大屠殺倖存者的成年子女中，研究人員發現有HPA軸線與皮質醇分泌的擾動現象。父母的PTSD越嚴重，子女的皮質醇機制受損程度也越深❺。

瑪莉・安思沃斯（Mary Ainsworth）早期曾與約翰・鮑比共事，後來擔任維吉尼亞大學的發展心理學教授。安思沃斯研發出一套評估父母與子女依附關係模式和品質的方法。在受試孩童一歲前，研究人員會至其家中觀察母親與幼兒的互動模式並記錄觀察結果。一歲時，每組幼兒與母親來到實驗室進行短暫的測驗，實驗名稱叫做「陌生情境」。「二十分鐘的測驗中，幼兒分別與母親待在一起、與母親跟一位陌生人共處、獨自與陌生人共處，或是獨自一人長達三分鐘。測驗原理是，在陌生的環境中將一歲的幼兒與其依附對象分開，應該可以啟動幼兒的依附行為，以利研究人員觀察幼兒與母親分離和重聚時的反應。最有利用價值的評估是發生在測驗中幼兒與母親重聚時❻。」

研究發現，幼兒出生至今與母親的互動模式決定了幼兒在母親回到現場時會出現什麼反應。在家獲得母親協調陪伴的幼兒，與母親分離時，會出現想念母親的舉動；當母親回到房間時，幼兒會主動尋求肢體接觸，他們容易被安撫，很快又回到輕鬆玩耍的狀態。這種模式稱為安全型依附。另外還有數種不安全型的依附模式，分別是迴避型、矛盾型或無組織型。迴避型的幼兒與母親分離時不會出現抑鬱行為，重逢時則會迴避或忽視母親。這樣的行為不代表真正的獨立，而是一種假性自主，我們在類風濕患者身上觀察到類似的現象，他們抱持只能依賴自己的想法，因為向父母尋求協助只是徒勞無功。不過在身體內部，當父母回來時，迴避型幼兒的心律改變，顯示他們的確感受到生理壓力。不安全型依附的幼兒在家並未獲得協調教養，他們隱約接收到母親心不在焉的訊息，或是接觸時遠時近的矛盾訊息。

一歲時，幼兒對於關係的反應就已經展現出未來的個性與行為特徵。這項陌生情境測驗在不同國家重複實施過數百次，一歲時的觀察結果已是青少年時期行為精準的提前指標，可以預測受試者的情緒成熟度、同儕關係、學術表現等面向。安全型依附的幼兒在這些方面的表現一致優於不安全型依附者。

不過丹尼爾・西格（Daniel Siegel）在《人際關係與大腦的奧秘》（The Developing Mind）一書中指出，關於教養模式世代間的傳遞，最重要的一項發現是，早在孩童出生之前，研究人員就能精準預測他在陌生情境中的表現。

加州大學柏克萊分校的瑪莉・曼恩（Mary Main）教授曾是安思沃斯博士的學生，她設計出一套方法，可以精準評估成人童年時期與父母的依附關係。這套方法著重的不是受訪者回答問題時講述的內容，而是說話的方式。比起受訪者有意識想要傳達的內容，他們的言談模式和「恰巧」選擇的關鍵字更能實際描繪出童年的情況。說話者欲透過文字來表達的意義僅能反映他們有意識的想法，通常會過濾掉痛苦的回憶。述說的模式——不論是流暢或結結巴巴、詳細或貧乏、一致或自相矛盾、有無佛洛伊德式口誤、插入語或明顯的偏離話題——觀察這些面向才能洞察真實的情況。

瑪莉．曼恩所研發的測驗叫做「成人依戀訪談」（ＡＡＩ），就像在陌生情境中幼兒的反應一樣，我們也能根據成人的回答推測他們早期與父母互動時所感受到的安全感多寡。

結果顯示，「ＡＡＩ是幼兒與其父母依附關係最有力的預測指標」。也就是說，在依戀訪談過程中，從成年受訪者無意識揭露的童年情境，可以預測此人自己與子女的依附關係。因此，在子女出生前與父母進行ＡＡＩ，其訪談內容可以精準預測受訪者子女一歲時在陌生情境中的表現。此外，二十年後再追蹤受訪者的子女會發現，他們在陌生情境中的表現同樣精準預測了他們在ＡＡＩ時的述說模式。

也就是說，成人進行ＡＡＩ時對自己童年的敘述，通常可以預測其教養未來子女的方式，進而預測其子女一歲時在陌生情境中的表現，而這又預示了子女二十年後在訪談中述說童年的方式！

瞭解家族歷史可上溯數代後，責怪就變得沒有意義。英國精神病學家約翰．鮑比寫道：「瞭解這一點後，把父母當作反派的想法也就灰飛煙滅。」他的研究成果乃是以科學來解釋幼兒和童年時期依附的重要性。那我們該怪誰呢？

知道壓力會世世代代傳遞後，就更能理解為什麼本書所談及的個人生命史許多都提到數代家族成員患病，或是同一代好幾個成員罹患截然不同、毫不相干的疾病。

讀者可能還記得第一章提到一位風濕科醫師來信抨擊我所撰寫關於瑪莉的文章。我在文章中提到，瑪莉童年經歷受虐與被拋棄，因此培養出壓抑的應對模式，而這種經驗是她罹患硬皮症的部分原因。這位專科醫師聲稱，硬皮症是一種遺傳疾病，而我的主張「毫無可信度」。她寫道：「這篇專欄可能誤導一般大眾，誤將發病的責任強加於硬皮症患者與其家屬上。」這位風濕科醫師所說的「強加責任」指的就是歸咎，但我們現在已經瞭解，究責並不是問題所在，重點在於世代之間壓力與焦慮無意識的傳承。

我的另一位患者凱琳同樣死於硬皮症。她的病程比瑪莉快得多，確診後不到一年就因病過世。我是在她過世前幾個月才和她熟識，雖然我接生過她的孩子，也一直是他們的醫生，不過在診斷出硬皮症之前，她自己的健康問題都是尋求另一位女醫師的協助。

凱琳就像瑪莉一樣，和善安靜，關心所有人，卻忘了照顧自己。當被問及自己的近況，她的回答總伴以溫暖並隱藏自我的微笑，用來保護傾聽者不被她的身體和情緒痛苦煩擾。她會快速岔開話題，改談別人關注的事情，遠離自己的煩惱。

我忘不了我和凱琳的最後一次對話，那時是在醫院病床邊。她的心肺幾乎已經快停止運作；距離死亡不過二十四小時。我問她覺得如何，她馬上把注意力轉到我身上，問我近來發生什麼事。我有點失望地說，當天早上我得知編輯砍掉了我為當地報社撰寫的每週醫學專欄。凱琳臉色沉下來，同情地對我細聲說：「喔，真糟糕，你那麼喜歡寫作。」罹患重病，即將於四十二歲走向死亡，留下丈夫和四位子女，但這位女士對於自己的悲苦情緒沒有吐露一個字。

在最近一次訪談中，凱琳的丈夫蘭迪這麼說：「她的個性長久以來就是愉悅和善，不論自己健康或生病。」據蘭迪的說法，凱琳「掩藏很多情緒」，尤其是沮喪的時候。有兩件事她極少談起：絕症和童年。「她提起童年的時候，都只會說到少數幾件快樂的事。」

從蘭迪的角度來看，凱琳童年的愉快回憶極少，中間間隔很長。她的爸爸是位成功的商人，就像嚴厲霸道的工頭，說什麼就是什麼。他們家有兩個小孩，而他對大女兒凱琳的要求很高。「在我看來，凱琳心裡認為，父母覺得懷上她是件很不碰巧的事。她覺得自己太早出生，她爸媽不想要她。」

凱琳生病末期發生了一件事，蘭迪講到這件事時都哭了：「我們坐在廚房裡，桌上滿是她該吃的藥，她很不舒服。突然間她大哭起來，說著：『真希望我有個媽媽。』其實她媽媽就住在幾個街區之外，但她們不親，所以她不會過來安慰她、抱抱她之類的。那時我們有請一位幫傭，她正在清理冰箱。她聽著很心疼，就走過來擁抱凱琳。我心想，真慚愧，幫傭其實也和凱琳不熟，但同情心比親生母親還多。」

「但我並不想怪她爸媽。他們家也不好過，她媽媽的爸爸拋家棄子，那時凱琳媽媽年紀也還很小，她沒有爸爸，而她的母親（凱琳的外婆）只能獨力養家。」

之後我訪問了凱琳的弟弟，印證了蘭迪對妻子童年的看法。她弟弟說：「家裡少有情感交流與關愛。父親對我們很惡劣，母親時時驚恐。我媽很善良，人很好，但她不會處理這些問題。」

「我父親很專橫。我想我們那時最多只有五、六歲，每週六他會命令我們去清理地下室，清理完才能上來。清理地下室之外，還要擦亮我爸的軍靴，一定要擦到閃閃發光才行。」

凱琳的弟弟說，凱琳有「美麗溫柔的靈魂」，但對父親來說，「她愚蠢無比，她去上大學這件事惹毛他。他完全不尊重她所做的任何事，比方說凱琳是國際母乳會（推廣母乳的組織）的成員，我爸嘲弄她：『妳要餵母乳餵到什麼時候，餵到他們成為青少年嗎？』」

即便成年後，父親還是一樣專制，忍受多年後，凱琳的弟弟終於和父親斷絕關係並拒絕談論他。「對於我被逐出家門，凱琳很擔心，她不懂我為什麼要這樣，我試著說服她，這樣對我比較好，我現在過得很好，但她就是不懂。」

凱琳的弟弟敘述起一件事，和蘭迪所提到的事件十分相似，凱琳的弟弟講的時候也流下淚來：「凱琳過世前一天，躺在病床上——這幅景象令人難過——我太太坐在她身旁，握著她的手，凱琳對我太太說：『真希望我有個像妳一樣的母親，我沒有媽媽。』我很敬愛我媽，但她不是好媽媽，她不會愛人。」

在硬皮症發病前不到一年，凱琳的家人把她排除在家族企業之外，使她深深感到被拒絕。凱琳的弟弟表示：「他們從沒把姊姊列在計畫內，那時看起來並不奇怪。」凱琳自認受到拒絕，深感受傷，但她從未向任何人提起這件事，直到臨終前才向弟弟吐露。而且凱琳一直堅持弟弟應該和家人重新建立聯繫，「她覺得自己有責任、義務要把事情處理好，凱琳一直都是這樣，試著讓事情變得更好。」

凱琳在家庭中被指派扮演特定的角色，這是幾個世代家族遺留下來給她的角色。我們推想，凱琳的母親童年時也未受到過協調教養。我們很確信，凱琳父親的嚴厲教養方式也是源自他自己的童年。凱琳的父母有許多未獲滿足的情緒需求，加總導致凱琳亟欲讓自己變得討人喜愛，成為溫順、忍氣吞聲的照顧者，絕不會生氣，也不會堅持自己的主張。這就是子女配合父母需求的成長過程，如果重複次數夠多，就會逐漸成為人格特質。

凱琳成功適應了她被指派的角色，不過代價是自己的健康，她終身承受壓力。在凱琳遭受拒絕且不再有韌性面對時，病情一發不可收拾，致命的自體免疫疾病在一年內終結了她的角色和人生。

漢斯．塞利這位壓力研究的先驅，曾提出「適應能量」的概念。「就彷彿我們有適應能力或適應能量的隱藏儲備，遍佈於全身……當所有適應能力用盡，無法回復、徹底耗盡時，我們就會死去❼。」當然，老化就是消耗適應能量儲備的正常過程。不過就像俗話所說的「一夜白頭」，生理壓力也會使我們老化。凱琳的一生中，她的適應能量被挪去照顧他人，因而忽略了自己，童年時的家庭狀況決定了她的照顧角色，到疾病來襲時，她的能量已經耗盡。

要瞭解壓力、健康、疾病，適應能力是核心概念。適應能力指的是回應外界壓力的能力，不死板、有彈性，而且具創意，不會過度焦慮，也不會被情緒擊倒。沒有適應能力的人只要不受打擾，也能正常運作，不過一旦面臨失落或困境，就會感到不同程度的挫折和無助，他們會責怪自己或旁人。個人的適應能力高低和家族過去數代的分化程度與適應能力息息相關，也和家族經歷過的外在壓力源類型有關。比方說，經濟大蕭條對數百萬人來說都是艱困的時期。家族數代的歷史使某些家族有能力適應、面對，但有些面臨同樣挑戰的家族在生理上則徹底崩潰。

麥可・柯爾寫道：「具高度適應能力的個體與家族，平均來看，較少罹患身體疾病，即便患病，嚴重程度通常只有輕微或中度。」

由於身體疾病生成的其中一個重要變因就是個人的適應能力，而適應能力又受到幾個世代以來情緒處理方式的影響，**因此身體疾病就像情緒疾病一樣，是關係處理不佳的**

症狀，超越「患者」個人的界限。換句話說，身體疾病是當下與過去數代家族情緒系統失調的展現❽。

反過來照顧爸媽的兒童將會面臨終身的壓抑。父母本身的童年需求未獲滿足，因此使其子女承擔了照顧角色，這種現象會代代相傳。麥吉爾大學（McGill University）的研究人員指出，「危害兒童的方式不只限於責打，家長跟子女間不恰當的共生關係也是許多病態的成因❾。」

孩童對於家庭系統的習慣性適應行為會隨著時間逐漸成為其「性格」，之前提過，性格不會導致疾病，比較正確的說法是，某些個性特質（尤其是壓抑怒氣）會提高個體生活中的壓力。因此我們現在知道，「類風濕疾病性格」或「癌症性格」等概念不夠精確，原因在於：這種觀點把個人當作獨立的實體，沒有體認到個人身於多個世代的家庭系統之中，當然會受其影響。柯爾博士指出，比起癌症性格，「癌症位置」的概念會更有啟發性，「癌症性格的概念當然有一定的根據，不過這只著眼於人類運作的個體理論；而癌症位置考量到了人類運作的系統理論。在家庭系統中，每個成員的運作都會受到其他成員的影響，彼此調節❿。」

單一個人屬於多代的家庭系統，家庭和個人則又是更大整體中的一分子：也就是我們生活於其中的文化與社會。就像蜜蜂不能脫離蜂巢，人類的運作也不能獨立於整體社會環境。因此討論不能只停留於家庭系統，因為家庭成員的健康受系統影響的同時，社會、經濟與文化因素也在形塑家庭生活。

整體而言，各種癌症和自體免疫疾病都是文明病。雖然資本主義下的工業化社會為多數人類解決了許多問題，居住環境、食物供應、衛生條件都達到一定標準，但也為已獲得基本生存需求者製造了許多新的壓力。我們常把這些壓力視為理所當然，認為這是人類生活不可避免的挑戰，好似人類生活並不是一種真實的存在，可以跟身在其中的人類脫離。如果我們觀察最近才體驗到都市文明的人，就更能清楚發現，所謂「進步」的好處，隱含破壞生理平衡的代價，這還不包括情緒和心靈的空虛。漢斯．塞利寫道：「觀察祖魯族可以發現，都市化的壓力提高了高血壓和心臟病的發生率。貝都因等阿拉伯遊牧民族定居於科威特市後，潰瘍性結腸炎發生率有提高的現象，據推測這就是都市化的後果[11]。」

現行社會經濟體系，加上「全球化」的趨勢，對家庭的主要影響是，家庭結構受到削弱，也破壞了提供人類生存意義與歸屬感的連結。在人類演化的過程中，當今孩童享受成人呵護陪伴的時間最為短暫。大家庭、村落、社群、鄰里過去所提供的人際聯繫，現在為托兒所與學校取代，在這些機構中，孩童主要面對的是同儕，而不是可靠的家長或類似家長的替代角色。小家庭是社會結構的基本單位，不過即便是小家庭都面臨難以負荷的壓力。現今許多家庭的兩位父母都必須工作才能打平幾十年前單薪就能負擔的基本開銷。漢斯．塞利寫到：「嬰兒和母親分離，或是其他減少人際接觸機會的安置形式，都是常見的感覺剝奪；這個現象可能會是疾病的主要成因。」

影響醫療的身心分離觀點也是現今文化中主要的意識形態。我們通常不會把社會經濟結構與習俗視為健康或患病的決定因素，這些通常不在「考量範圍內」。不過科學數據毫無爭議已顯現出，社經關係的確對健康具有深遠的影響。舉例來說，儘管媒體和醫學界不斷宣傳，高血壓、吸菸、高膽固醇是導致心臟病最主要的原因，不過證據顯示，工作壓力的影響力大於其他危險因子的總合。此外，壓力（尤其是工作壓力）是高血壓和高膽固醇的重要推手。

經濟關係會影響健康狀況，最明顯的原因就是，較高收入者較有餘裕選擇健康飲食、生活習慣、工作環境，並進行舒緩壓力的活動。多倫多約克大學衛生政策和管理學系的副教授丹尼斯．拉斐爾（Dennis Raphael）最近發表一篇研究，探討加拿大等國社會因素對心臟病的影響。研究結論是：「決定一個人能夠健健康康還是生病最重要的生活因素之一就是收入。此外，比起社會整體的經濟情況，個別成員的所得分配對於北美社會的整體健康狀況影響更大……許多研究顯示，相較於醫療與生活型態方面的危險因子，社會經濟情況才是心血管疾病的主要成因，而生命早期的情況影響力尤大⑫。」

瞭解世代相傳的行為和罹病模式，並知道社會因素對家庭和個人生活的影響之後，我們該拋下沒有助益的責怪態度。放下責怪，我們才能向前邁進，擔起必要的責任。

第十七章　信念

曾任教於加州史丹佛大學的分子生物學家布魯斯・利普頓（Bruce Lipton），提出過一項科學見解，對疾病、健康、治療的瞭解有深遠的影響。在公開的演說和私人訪談中，他喜歡向聽眾拋出一道科學考題：「個別細胞的腦部在哪裡？」不論在演說或訪談中，常見的答案都是：「當然是細胞核。」

只不過，細胞核並不是細胞的大腦。大腦是決策的器官，也是我們與外界環境接觸的介面。不過在個別細胞中，功能類似於大腦的角色並不是細胞核，而是細胞膜。

在人類胚胎發展的過程中，神經系統和皮膚都來自同樣的組織——外胚層。個別細胞的細胞膜即兼有皮膚和神經系統的功能。細胞膜就像皮膚，包圍著細胞，保護其內在環境；同時，細胞膜表面有數百萬個分子受體，彷彿細胞的感覺器官，可以「視」、「聽」、「感覺」；細胞膜也像大腦一樣，能夠解讀外界傳來的訊息；細胞膜還能促進與外界環境的物質和訊息交換。細胞的「決策」也於細胞膜中進行，而非儲存遺傳物質的細胞核。

瞭解基本的生物現實後，就能看穿常見的假定：基因決定人類的一切行為和健康。基因本身並不能解釋人類複雜的心理特徵、行為、健康或疾病。基因只是程式，功能等同一套規則，是合成蛋白質時參照的生物範本，賦予個別細胞獨特的結構與功能。它們是有生命的動態建築和機械藍圖。而藍圖是否能落實，並不是基因本身所能決定的。基因的存在與運作都是在生物體的環境之中。細胞的活動不只受細胞核中基因的影響，生物整體的需求和生物與生存環境的互動也是重要的決定因素。**環境可以開啟或關閉基因的作用**。因此，人類發展、健康及行為最重要的影響因素就是其養育的環境。

人類的環境包括身體環境和心理的情緒環境，在我們一生中，這些環境形塑我們的發展，影響我們與世界的互動。個別細胞的環境就是其周遭，包含從附近細胞所接收的傳訊物質、受遠端控制的神經末梢，以及遙遠器官所分泌並進入全身循環系統的化學物質。資訊物質附於細胞表面的受體上，然後視當時細胞的開放程度，細胞膜可能會製造「作用物質」前往細胞核，指示基因合成何種蛋白質以執行特定功能。布魯斯·利普頓解釋，這些受體—作用蛋白質綜合體稱為「感知蛋白質」，它們就像「開關」一樣，整合細胞功能與其環境：

「雖然感知蛋白質是由分子基因機制所製造，但感知過程是由環境信號所『控制』或啟動……。近來的幹細胞研究強調環境的控制影響力。幹細胞無法控制自己的命運。細胞與環境的互動將主導其分化命運，分化結果並不是由獨立的基因編碼所決定❶。」

利普頓博士精妙地講解了生物體的運作，其重點在於，在任何時間點，細胞可能處於防禦模式或成長模式，但此兩種模式不能同時存在。我們對環境的感知儲存於細胞記憶中，如果早期的環境長期充滿壓力，那麼發育中的神經系統與ＰＮＩ超系統中的各個器官所接收到的電子、荷爾蒙以及化學訊息就會一再顯示：外界環境不安全，甚至有敵意。這些感知會於分子層次寫入細胞的編碼之中。兒時經驗會制約身體對於外界的立場，個人無意識中對於自我和世界關係的信念也受其影響。利普頓博士把這種過程稱為信念生物學。幸好，信念生物學雖然深深刻印於生理機制中，但人類經驗和我們不斷發展的潛能仍能將之反轉。

我們已經知道，壓力是壓力源與處理系統互動的結果。人類的神經系統就是處理系統，運作受到大腦情緒中樞的影響。生命初期灌輸至處理系統的信念生物學會一直左右我們的壓力反應。我們能否認出壓力源？我們是否放大或縮小對自身幸福的潛在威脅？我們認為自己孤獨無助嗎？永遠都不需要幫助嗎？從來就不值得接受幫助嗎？是否被愛？或必須努力爭取愛？或是毫無獲得愛的可能？這些都是無意識的信念，根植於細胞層次。不論在有意識的層次如何思考，這些信念仍「控制」著我們的行為，也許將我們困在封閉的防禦模式，也有可能允許我們邁向成長與健康。接下來我們來進一步檢視幾項根深蒂固的認知。

1. 我必須堅強

艾莉絲是位藝術家，喜歡閱讀，智商很高。大約十年前，她四十二歲的時候診斷出全身性紅斑狼瘡。艾莉絲在歐洲長大，二十幾歲時和家人一起移民到美國。她的爸爸非常專制，脾氣捉摸不定，艾莉絲說她媽媽「和爸爸是一體的」。

艾莉絲說：「我想過這個理論，就是當你無法拒絕時，身體會替你說出口，我之前聽過，也認同這個道理，但我就是不想承認這說的就是我。」

我問她：「為什麼？」

「這等於在說我不夠堅強……不管是什麼事，我就是不夠堅強，所以做不到。」艾莉絲的話讓我想到一位卵巢癌患者，她也不喜歡這個論點，她說因為那讓她看起來很「窩囊」。

我說：「如果我們真的就是『不夠強壯』呢？如果我要舉重，舉一萬磅，然後有人對我說：『你不夠強壯』，我會同意他的說法。」

「如果是那樣的話，我會說：『你白癡嗎？』」

「這就對了，有時候問題不在於我們不夠強壯，而是我們對自己的要求過高。這樣的話，不夠強壯有什麼錯呢？」

「我必須堅強」的核心是防禦，這是許多慢性疾病患者的特徵。如果小孩認為父母無法提供情緒支持，很容易會發展出「我可以獨自應付一切」的態度，否則就可能感覺受到拒絕。不要受到拒絕的其中一個方法就是永遠不要尋求幫助，永遠不要承認「弱點」，相信自己夠堅強，能夠獨自面對所有無常。

艾莉絲很快就承認，當朋友打電話來傾訴問題時，她不會評斷或指責對方軟弱。他們對於倚賴艾莉絲感到十分自在，覺得她有同理心又能提供支持。顯然艾莉絲寬以待人，嚴以律己，這種雙重標準和人的優缺點無關。艾莉絲缺乏的是掌控力，這是她兒時以來的體會。孩童沒有掌控力，因此總在不必堅強的時候故作如此。

2. 我不該生氣

靜子四十九歲，有兩個小孩，皆已長大成人。她二十一歲時診斷出類風濕性關節炎，當時才剛以外籍學生的身分來到加拿大。靜子的生母在她四歲時過世，之後父親的再婚對象是靜子的阿姨，也就是她母親的姊妹。靜子說：「我繼母愛做生意，勝過愛小孩。」靜子的爸爸雖然會滿足女兒的一切物質需求和欲望，但常不在家。

五年前，靜子和感情疏遠的丈夫離婚。「我的婚姻很糟，我和我先生住在一起時，我總是感到疲倦，忙著顧小孩。（疲憊是類風濕疾病的常見症狀。）我如果在下午三點前躺在沙發上，他一定會抱怨：『妳什麼事都沒做，一事無成。』他說我把他當成免費飯票。」

「妳會覺得生氣嗎？」

「我一直對他很生氣。」

「妳有表達出來嗎？」

「沒有……因為繼母的教導，我覺得我不該感到憤怒。」

3. 如果我生氣，我就不能得到愛

罹患食道癌的艾倫對於婚姻很不滿意。讀者大概還記得，他認為太太沒辦法對他「浪漫、親密，沒辦法給我我需要的一切。」

「你會如何表達不滿？你生氣過嗎？你感到憤怒嗎？」

「很難講，因為我現在隨時都在生氣。不過我們最近比較常討論問題了。」

「在你診斷出癌症之前，你怎麼處理這股怒氣？」

「我不知道，但我瞭解你的意思，你說的大概沒錯。」

「你是從哪裡學到壓抑怒氣？」

「這是個好問題，我想我沒有深入思考過。我認為這來自被喜歡的渴望。如果你生氣，別人就不喜歡你了。」

4. 我該為全世界負責

雷斯利是五十五歲的社工，患有潰瘍性結腸炎，他也認為自己的疾病來自關係中的壓力。「症狀是從我第一段婚姻開始，當時我壓力很大，那是病情最嚴重的時候。不過已經很久沒那麼嚴重了，我現在偶爾會出血，不過都只有一點點。」

「我和第一任太太的關係總是起起伏伏。我覺得她不想讓彼此更親近。那從來就不是伴侶的關係。我必須為她設想，那快把我逼瘋了，因為我得想出我們能一起做什麼事。她從來不告訴我她想做什麼。我得想出一部我們都會喜歡的電影，時間要兩人都能配合，這樣大家才會滿意。」

「扮演這樣的角色你不會煩嗎？」

「當然會。」

「那你怎麼處理這股怒氣？」

「吞下去，不用懷疑。我無法反抗，否則她就會說：『你看吧，我們的婚姻不幸福。』和她起衝突會被當作婚姻不幸福。」

「我以前凡事得小心翼翼。我和現在的太太開始交往的時候，如果吵架，我心裡其實很開心。我告訴她，我很高興兩人可以實實在在地吵架、意見不同，而她不會因此離開我。我內心害怕別人離開，擔心被拋棄。」

雷斯利在出現症狀後好幾個月，才尋求醫療協助，「我還沒準備好承認自己脆弱、有問題。這和我的完美主義有關，我希望自己一切都很好，什麼問題都沒有。」

雷斯利九歲時，父親突然因心臟病發作過世，兩年後又目睹哥哥突然因腦動脈瘤去世，「在那之後，我每晚都要做一個儀式，有點像強迫症，確保大家都不會死，『不要死，不要死……』這是我操控生命中的人不要死去的方法。」

「有一次在和精神科醫師談話時，我說：『我不再進行那個儀式了，不知道為什麼。』那是一次頓悟的體驗，我突然明白了：『我知道為什麼了，因為我成為一名社工，現在我試圖拯救全世界！』」

「我想要拯救全世界卻不成功，這讓我備感壓力，兩三年前我因為壓力過大請假。後來我終於發現，我救不了全世界。我和精神科醫師一起想出一個口號來提醒自己：『我只是引導他們，我不是上帝。』這對我很有效。」

「你認為世界一切的紛亂都是自己的錯嗎？」

「不管是不是我的錯，我曾經以為撥亂反正的責任在我身上。」

「這對你的工作有什麼影響？」

「如果我爸媽，我是說我的案主，情況不佳，我會覺得是因為自己懂得不夠多。我必須涉獵更廣，精進技巧，找出正確的解決方法、更加努力、讀更多書、參加工作坊。」

雷斯利把案主說成爸媽，我們不必多想就能瞭解這種佛洛伊德式口誤所隱含的意思。在雷斯利的父親跟哥哥過世之後，雷斯利就是母親的主要陪伴者與慰藉，事實上，他從出生起就開始扮演這種角色。

「我媽希望我開心，她一直擔心我過得不快樂，而這一直是我追求的目標。我童年時盡量過得開心，我不知道憂鬱是什麼，甚至不知道難過是什麼感覺。」

「我媽總是說我是很好帶的小孩，但我哥哥就不是這樣。因為我個性很好，所以她可以半夜把我叫醒，陪我玩一陣子，然後再哄我去睡，我就會乖乖睡著。」

「她為什麼要這樣做？」

「我猜是因為她很孤單或需要別人的注意。」

作。」

「所以你從幼兒時期就開始照顧別人。」

「我爸媽的婚姻很糟，他們會吵架，在我爸過世前很嚴重。讓我媽開心是我的工作。」

5. 我可以處理一切

唐恩是五十五歲的公務員，因為腸道癌症切除了部分結腸。除了長期壓力外，唐恩的強迫症是對職場工作過分認真。他說：「工作量的問題會使我生氣，我不確定憤怒這個用字對不對，比較像是氣餒，如果我無法處理當時辦公桌上累積的大量工作。」

「你會怎麼處理這個問題？」

「我變得很緊繃，然後會去散個步放鬆一會，然後再回來重新投入工作，完成交辦事項。」

「你有沒有想過和指派工作給你的人反應，告訴對方工作量太大，一個人應付不了？」

「從來沒有，因為我可以處理一切。我下定決心要成為這個分部裡處理最多文件、達成最高標準的人。」

「為什麼？」

「原因有很多，首先是好勝心，其次是我的薪水不錯，所以我該拿出好表現。我的原則是，你派工作給我，我就會做；你給我更多工作，我就多做一點；你給的工作少，我就少做一些。」

「那如果他們裁減人力，讓比較少的人分擔一樣多的工作呢？」

「那我就分擔多一點。其實，如果有人抱怨工作量太多，我常常就把他的工作拿過來做。我常常會有罪惡感，覺得某件事我可以做得更好，總覺得自己還能做得更多。」

「我對於自己的這個形象很自豪：比別人更快完成更多工作。」

「這種心態和你的童年有什麼關聯嗎？」

「部分原因是我媽。如果我的成績單有三科優等，三科甲等，我媽會說：『為什麼不是六科優等？』我做的一切永遠都不夠好。她總是覺得我會成為某方面的專業人士，我剛出社會時去當工地工人，她非常失望。」

6. 沒有人希望我存在，沒有人愛我

吉爾妲．雷納一生都認為沒有人希望她存在。吉爾妲的丈夫在她死後找到一些手稿，我們從中可以看出吉爾妲內心絕望之深。其中一篇的標題是「右手問，左手答」，吉爾妲用右手寫下問題，左手寫下答案。這個做法和標題尤其耐人尋味：右腦的思考較為全面並掌管情緒，而左手是受右腦控制。其中一道右手的問題是：「癌症是妳內心的母親嗎？」左手回答：「她不希望我存在。」

7. 除非我做些什麼，否則我就像不存在一樣。我得證明自己值得存在

喬伊絲是罹患氣喘的大學教授，她談到自己如果不埋首於某件事，就會感受到可怕的空洞感。我問她這是什麼意思。

「空洞感是來自，我害怕如果我不達成任務、完成要求，就好像不是真正存在。小時候我很少被考慮到。在我爸和我媽、我爸和我哥的緊張關係中，我就像局外人。我是比哥哥小八歲的妹妹，那個完美的小女孩，身邊好多事在發生。這讓我覺得，除非我做些什麼事，否則就像不存在一樣。」

8. 除非病重，否則我不值得獲得照顧

兩年前，安琪拉四十五歲時，診斷出子宮癌。在這之前，她就一直受酗酒所苦，另外還有厭食症、暴食症、憂鬱、纖維肌痛等問題。她曾為減重做過腸繞道術，一年內減掉一百五十磅，不過因為壓力和飲食習慣並沒有改善，所以很快就復胖回來。

「我覺得癌症像一份大禮，幫助我擺脫加拿大稅務局。過去十二年來，我在那做查帳員，我恨透這份工作了。從小時候開始，只要有對峙和衝突，我很難不往心裡去。人們被查帳時總是很生氣，他們就把對政府與繳稅的憤恨投射到我身上，而我通通收下了。」

「妳討厭這份工作，又對健康有害，為什麼要等到得癌症妳才能擺脫這份工作？」

「我常常覺得憂鬱，覺得自己別無選擇。我從十七歲就開始工作，我知道其他工作類型不允許你那麼常生病，而我常常生病。擔任政府雇員就像一個小齒輪，還有上百位其他員工和你做一樣的事情，如果我工作沒有完成，上級會把工作丟給其他人。所以我才留在這，出於恐懼。」

「那癌症是怎麼幫妳逃離稅務局的？」

「被診斷罹癌後，我開始和諮商師談，他們鼓勵我審視自己的感覺和人生，我發現我過去試圖擠進不適合我的地方。」「其實我有嚴重出血的現象已經兩年了，醫生一直做檢驗，做了兩次切片，第二次終於發現癌細胞。」

「當醫生對我說出癌症這個詞時，在那一剎那，我直覺想到稅務局。其實這一切很明顯，過去十二年來我一直接收到這個訊息，但我一直忽略它。」

「這就是我的問題，為什麼要得癌症才能辭掉這份工作？」

「因為這是實實在在的病，我一直覺得心理疾病不算，暴食症不算。大家都覺得心理疾病沒什麼，我周遭類似的評斷很多。」

「但人有大腦啊，那是實實在在的器官，心理疾病和子宮癌一樣，都是生理出了問題。」我說。

「我同意，不過那只是我自己的看法，因為家人和社會已經制約了我的想法。」

「我覺得光是憂鬱或是工作害我生病還不夠，我很在意其他人的想法，尤其是我的家人。」

安琪拉被診斷出癌症後所尋求的支持系統成功幫助她面對自己的問題。她說：「我感到安全，這是我從來沒有的感覺，尤其在我脫離稅務局的麻煩時刻。他們鼓勵我為自己行動、為自己去愛，做我熱愛的事。」

以人類來說，大部分父母對於子女都有無條件的愛，他們也希望能讓孩子感受到這份愛。我們必須知道這一點，但這並不是全部，更重要的是孩子無意識中的感知，而感知是來自小孩內心對與世界互動方式的解讀。這些解讀深植於細胞層次，建構出信念生物學，影響了我們的感覺、行為與反應。

從這些例子可以看出，許多疾病的主要肇因就是無意識的信念所引發的龐大壓力。如果想要痊癒，就必須踏上一段艱辛、緩慢的旅程，反轉生命早期就開始紮根的信念。不論接受何種外部的治療，能夠痊癒的原動力其實位於內心，體內環境必須有所改變。要尋求健康並充分認識健康，就必須直探自身信念生物學的核心，這意味著要重新思索並重新認識自己的人生。

不論選擇何種治療方式：有或無補充療法的傳統醫學；能量醫療或各種身心療法等替代療法；印度傳統醫學、瑜珈、中醫針灸等古老東方醫療；常見的冥想技巧；心理治療；營養治療……治癒的重點在於個人主動、自由、知情的選擇。有好多課程、書籍等資源都一再教導著該如何找回我們內心追求自由的能力。掙脫壓抑與充滿壓力的外在環境當然是必要條件，但要做到這一點，我們必須先擺脫根深蒂固的信念生物學的專制統治。

第十八章　負面思考的力量

溫哥華腫瘤科醫師凱倫．蓋爾曼（Karen Gelmon）不認同常用來形容癌症的戰爭譬喻。她說：「這個譬喻隱含的想法是，只要你擁有足夠的力量，就能控制、驅逐疾病，暗指這是一場戰役。但我不認為這種觀點有所幫助，首先，這在生理學上站不住腳，其次，這也不是健康的心態。」

「身體所發生的大小事是一種流動的概念，有輸入、有輸出，沒有人可以掌控所有面向。我們得瞭解這種流動，認清有些事物可以掌控，有些無法。這不是戰爭，而是尋求平衡與和諧的拉鋸過程，目標是把各種衝突的力量加以調和。」

會把疾病當做戰爭來看，就是把疾病視作敵方，來自外界，生物體必須起而對抗、予以擊退。但這個觀點就算是在已經知道是哪種微生物入侵身體、而且能以抗生素治療的急性感染的狀況中，仍無法解釋以下問題：**為什麼有些人會受某種細菌或病毒襲擊**，

有些人卻能倖免？許多人體內都有同樣會引發所謂食肉感染的鏈球菌，但只有某些人會發病。另一種情況是，個體體內一直存在著細菌，某段時期並沒有出現問題，不過有時細菌又會發動致命的攻擊。是什麼情況造成這樣的差異？

十九世紀見證了此議題的熱烈爭論，持續數十年，意見相反的兩方皆是醫學史上的傑出人物，分別是微生物學先驅路易・巴斯德（Louis Pasteur）和生理學家克勞・伯納德（Claude Barnard）。巴斯德堅信，決定病程的是微生物的致病力，而伯納德認為宿主身體的虛弱程度才是關鍵。後來巴斯德在臨終病榻上承認錯誤：「伯納德說得對，微生物根本微不足道，重要的是土壤（指宿主身體）。」

垂死的巴斯德也許矯枉過正了，不過或許也是為未來發展提出警告。從那時起，尤其是二十世紀中抗生素出現後，我們幾乎忘了，疾病是發生在某個特定個體身上，出現在其生命歷程中特定時期的事件。一九七七年，一位主張身心合一的醫學研究者喬治・恩格爾（George Engel）問道：「**為什麼這位患者會在此時得到這種疾病❶？**」實際上，現代醫學採取的是簡略的「因果」觀點。找不到明顯的外在因子時（大部分嚴重疾病都是如此），就只能聳聳肩無奈宣布：原因不明。「病因不明」大概是內科學教科書中最常出現的一句話了。

雖然我們鼓勵科學承認自己的限制，但疾病的因果理論本身就是誤解的根源。這無法解釋健康狀態如何轉化為患病，而患病又是如何恢復健康。

疾病永遠不會只有單一病因。就算我們已知某些疾病有顯著的危險因子（例如生物遺傳之於某些自體免疫疾病，或吸菸之於肺癌），但這些因子並非單獨存在。性格本身不會導致癌症：人不會單純因為壓抑怒氣而罹癌，也不會因為人太好而得到漸凍症。系統性模式認為，在疾病生成或恢復健康的過程中，是有許多步驟與因素共同作用。本書已說明過醫學的「生物心理社會」模式，根據生物心理社會的觀點，個體的生物狀態反映了其一生中與環境互動和能量互換的歷程，在這之中，心理及社會因素和身體一樣重要。就如蓋爾曼醫師所說的，治療是尋找平衡與和諧的過程。

我們必須時常提醒自己，英語中「治療」一字的古老字源乃意指「整體」，因此「完整」也有健康的意思。治療就是回復成完整的狀態。但要怎麼變得更為完整？而我們又是為什麼失去了完整？

原本完整的個體變得有所缺失，可能原因有二：失去了某樣東西，或是個體內在過於憂慮，因此原本順暢運作的部分出了問題。我們已經知道，壓力是個體對威脅的反應，原因包括基本的需求遭到否決，而這會擾亂身體內在的平衡。身體飢餓是剝奪的一種形式，不過在現代社會中，剝奪通常來自心靈，例如缺乏情緒養分，或是心理和諧的毀壞。

有一位罹患卵巢癌的女士說道：「我搞不懂自己為什麼會得到癌症。我生活很健康，飲食均衡、有規律運動，一直都有好好照顧自己。如果有所謂健康的寫照，那我再符合不過。」她一直不知道壓抑情緒會引發的壓力，由於不知道壓力的存在，因此忽視了這個部分。她有意識地認真照顧自己，但自己所沒有意識到的部分就是漏洞所在。因此，知識與領悟擁具有轉變的力量，領悟比建議更有幫助。如果我們能以誠實、同理、清晰的視野審視自己，就能瞭解該如何照顧自己，看見原本隱藏在黑暗之中的自己。

獲得完整、健康的潛能就在我們自己手中，就像疾病與不和諧也是自己造成的。疾病就是不和諧。更準確地說，疾病是內在不和諧的展現。如果把疾病視作外來勢力，到頭來我們可能會向自己發動戰爭。

回歸健康的第一步是拋下所謂的正面思考。在安寧療護的過程中，我見過許多絕望的患者，百思不解自己怎麼會罹患癌症。有一位將近五十歲的男士對我說：「我一直都正面思考，我從來不向悲觀的想法屈服，我怎麼會得到癌症？」

對付極端樂觀，我的解毒劑是負面思考。「當然是開玩笑的」，我很快補充道：「我真正的意思是，我相信心態的力量。」一旦我們以正面這個詞來形容思考，就排除了現實中負面的部分，多數信奉正面思考的人都是如此。真正的正面思考必須含括現實中的所有面向，首先我們要有面對全面真相的自信，不論那是什麼模樣。

就如麥可．柯爾醫師所點出的，強迫樂觀是約束、逃避焦慮的方法之一。這種形式的正面思考是遭到創傷的孩童的應對機制。未意識到自己創傷還未痊癒的成人，會讓這種殘存的防禦機制變成一種生活原則。

症狀的出現或得知診斷的結果會啟動兩方面的探詢過程：此疾病反映了過去與現在的什麼問題？未來該怎麼做會有所助益？許多人都只著重治療二元體中的後半面向，未全面考慮到最初導致疾病顯現的原因。這種「正面」的方法充斥在書架上和媒體頻道中。

要能痊癒，我們必須凝聚負面思考的力量。負面思考並不是把哀傷悲觀的想法偽裝成「現實」，而是代表我們願意思考，什麼地方出了問題？什麼面向失去平衡？我忽略了什麼？我的身體對什麼發出抗議之聲？如果不自問這些問題，那就永遠無法找出導致失衡的壓力來源。

更根本的問題是，**不願捫心自問本身就是一種壓力**。首先，「正面思考」背後無意識的信念是：我們不夠強壯，無法面對現實。讓恐懼握有主導權會引發童年的擔心恐懼感。不論個體是否意識到這種擔憂心態，都會帶來壓力。其次，缺乏對自我與自身情況的必要認知也是一大壓力來源，會啟動ＨＰＡ軸線的壓力反應。第三，獨立、自主控制的能力增加之後，壓力會隨之減弱。

如果個人受到關係、罪惡感、依附需求、渴望成功、懼怕老闆、害怕無聊等種種因素驅使，那就無法獲得真正的自主。原因很簡單：只要個人受到任何因素驅使，就不可能擁有自主。像被風吹落的葉子，受到驅使的個人也是被更強大的力量操控著，其自主意志並未參與決策，即使這人自認為是自己「選擇」了充滿壓力的生活方式，就算是樂在其中也是一樣，其所做的選擇都帶有隱藏的附帶條件。就連驅使自己的力量，也還是無法拒絕。

患有氣喘的大學講師喬伊絲無法拒絕別人，而她的肺替她發出抗議。喬伊絲之所以害怕拒絕，不是擔心他人觀感，而是因為如果她不督促自己，就會感到一股空洞。喬伊絲說：「這種空洞感的背後是恐懼，我擔心如果不能滿足他人的需求，自己就好像不是真正存在。」如果喬伊絲運用了負面思考的力量，她就能接受自身中可怕的空洞感，能夠探索這種空洞的體驗，而不是一味以正面的功績來填補。

蜜雪兒三十九歲時診斷出乳癌，過去她長期習慣以幻想來尋求慰藉。她回想起童年的不快時說道：「難怪我活在幻想世界中，因為那樣比較安全。可以制定自己的規則，用來保護自己，在自己的世界中想要多快樂就多快樂，外在世界則截然不同。」

一份為期將近兩年的研究發現，比起較為腳踏實地的乳癌患者，習慣做愉快白日夢的患者的預後較差，負面感覺較少的患者的預後也不理想❷。

另一份以乳癌復發患者為對象的研究報告顯示，「自述（心理）壓力不大……以及他人評價『適應良好』的患者，在一年後的追蹤檢查前過世的機率較高❸。」

研究一再發現思考模式較快樂、煩惱較少的人比較容易罹患疾病，這似乎違背了一般認知。一般認為，正面情緒應該有益健康。的確，真實的愉悅和滿足感有益身體健康，但忽略心理不適感的「正面」心態會降低抵禦疾病的能力。

大腦管理、整合身體所有器官和系統的活動，同時協調我們與環境的互動。這種調節功能的先決條件是，我們對負面因素、危險信號、內在憂慮的訊號要有清晰的認知。如果孩童成長的環境長期充斥混雜的訊息，其大腦的發展會受到損害。大腦評估環境的能力受到削弱，也難以分辨哪些情況有益健康，哪些有害。這種能力受損的人（比如蜜雪兒）所做的決定容易引發更多壓力。他們越以「正面想法」、否認、幻想來壓抑焦慮感，壓力的作用期間就更長，傷害也越大。如果感覺不到高溫，就容易被燙傷。

誠實的負面思考無可避免會帶來我們不樂於面對的痛苦與衝突，但這是必經過程。孩童躲避痛苦和衝突的強烈需求，會發展成容易引發疾病的性格特質或應對方式。

罹患多發性硬化症的娜塔莉忍受酗酒又常施以情緒暴力的丈夫。她忠心地照顧他度過兩次癌症手術的恢復期，忍耐著他任性的要求。結果他背叛了她，但即便丈夫已過世數年，娜塔莉仍然無法放下他人的期望。「五年來，我還沒認清自己必須調整步伐。我的身體時常發出抗議，但我仍持續前進。我就是沒學到教訓。」娜塔莉怎麼解釋這種現象？「我體內的小護士不允許我停下來。」這是她告訴自己的說法，彷彿真有一位盛氣凌人的「小護士」控制著她的行為。娜塔莉無法拒絕的時候就容易感到壓力。要擺脫這些壓力，她必須接受令人痛苦的事實：這些都是她自己的決定，童年經歷使她難以堅持自己的需求。

許多人以為自己必須堅守著「快樂童年」的假象，因此缺乏自知之明，妨礙個人的成長。些許負面思考可以給予自己力量，看穿這些自我催眠的幻覺，破除傷害自我的行為模式。

珍是三十五歲的法務助理，二十四歲時診斷出多發性硬化症，她時常感到虛弱、暈眩、疲憊，還有膀胱問題，甚至曾短暫失去視覺。她在醫療機構待了將近一年，一開始是在急性照護醫院，之後轉到復健機構。那之後少數幾次的復發就輕微得多。

珍十九歲就結婚了，她的第一任丈夫年紀比她大得多，充滿控制慾，還會惡言相向。「多半是情緒暴力跟言語辱罵，最後開始動手，他打我，那是促使我離開的最後一根稻草。我和朋友講電話時，他會把對話錄起來。我兼兩份工作，晚上表演音樂，白天做看護。我把薪水都交給他。我不喜歡在他的樂團裡工作，一直奔波，我很寂寞。」

「我人生大部分時間都受飲食障礙所苦。我入院時身高一六七公分，只有四十公斤，我有厭食症。我離開丈夫的隔天就入院了。」

「妳忍受暴力的年長丈夫長達五年，這不是巧合，我認為這和妳的原生家庭有關。」

「我不同意，我的家庭一點也不暴力，我的家人非常支持我。我有兩個兄弟和一個姊姊，父母結婚四十五年，非常幸福。我有獲得關愛與溫柔的照顧。」

「我並沒有用暴力這個詞，我是說，妳的經歷和原生家庭有關。」

「這樣啊（長時間的沉默），我不知道耶，你覺得有什麼關聯？」

「我先問你，妳小時候是否曾遭過性暴力？」

「沒有，……不過我十一歲的時候，爸爸工作的夥伴有摸過我。那時我們在露營。我有告訴我爸媽，不是當下就說，是好幾年後。」

「我們當時在營火旁，我穿著短褲。他稱讚我很漂亮，我受寵若驚。他的手放在我的腿部內側，前後大概有半小時，但他開始撫摸時，我就找藉口離開。我知道自己很不舒服。」

「我感到很疑惑，甚至開始懷疑自己。甚至現在跟你說這件事時，還是覺得這好像沒什麼大不了。但我腦海就浮現出這件事，我記得那件事帶給我的感覺，骯髒、噁心、糟糕的感覺。」

「如果妳有個十一歲的女兒，碰到類似這種事，妳會希望她怎麼做？」

「天啊，我一定不希望她拖了好幾年才說出來。」

「為什麼？」

「因為我會想要和她聊一聊，幫助她瞭解自己的感受。」

「那如果她沒告訴妳呢？」

「我會想說，她是不是不敢告訴我。我不知道我會怎麼想……」珍努力忍住淚水，但仍想要繼續訪談。

「妳記憶中的童年是快樂的。」

「一點也沒錯。」

「請談談妳的厭食症。」

「我那時大概是十五歲吧。那時還不知道是厭食症，一直到後來發展成暴食症才發覺。我會把午餐丟掉，早餐也不吃。我瘦巴巴的，爸媽很擔心。」

「妳還記得那時候的想法嗎？」

「主要是和其他年輕女孩一樣，顧慮身體形象。我記得我並沒有覺得自己太胖，我從來都不胖。我只是想說，如果更瘦一些，我會更受歡迎。我的自我價值來自別人是否喜歡我，我希望大家都喜歡我。」

「我認為這背後的原理是，自我價值來自個人是否感到受父母重視。」

「我覺得如果沒有每科都拿到優異，爸媽就不會愛我。我有一個姊姊，她那一陣子讓爸媽很頭痛，所以所有注意力都在她身上。我姊還有異常出血的問題，所以我們小時候，所有人的注意力都在她身上。她還住院過，爸媽好長一段時間都以為她得了白血病。」

「讓我來複述一遍，妳小時候除非全科成績優異，否則就覺得爸媽不愛自己；十一歲時遭遇不適當的性挑逗，雖然感到不舒服卻沒有告訴爸媽；十五歲時開始厭食。但妳說童年過得非常快樂，這出了什麼問題？」

珍笑了，「因為我回顧青少年時期的時候，並不覺得很糟，真的。飲食障礙也才剛開始發作……」

「妳有發現妳在逃避我的問題嗎？」

「你問我出了什麼問題……那的確不像是快樂的童年，但我也不覺得童年過得不開心。」

珍從童年回憶中剔除了黑暗的記憶，這其實很常見。有一份研究比較了多發性硬化症患者與無此病症的對照組，請兩組受試者評價童年的家庭生活屬於不快樂、稍微快樂、非常快樂❹。兩邊都有超過八成的受試者認為，自己的家庭生活屬於稍微快樂或非常快樂，似乎在兩組多數受試者的記憶中，童年都是在夢幻國度中成長，兩組如此回答的比例大致相當。但當他們和珍一樣談起情緒和生活時，童年的理想化景象經常破滅。

「厭食症是我逃避感覺的方式，至於我為什麼會這樣做，我也不知道。」

「也許妳看著父母因姊姊的問題苦惱，想要保護他們。妳擔下照顧者的角色。妳現在很可能仍然扮演這個角色，即便妳自己沒有察覺……繼續照顧著爸媽、兄弟姊妹、丈夫。」

「我照顧他們大家。我丈夫生氣或沮喪時，我第一個念頭是，該怎麼讓他好一點？雖然他的情緒並不是我造成的。這是我的直覺行為。現在我正幫助他治療攝護腺癌（艾德的故事請見第八章），很聰明吧？」

「妳沒辦法幫助他痊癒，反而可能使自己的病症發作。」

「去年就發作過，那時他剛被診斷出罹癌。他的母親生病，後來過世時，也發作過一次，那時我好擔心他，因此忘了照顧自己。我吃得不健康，而且休息不夠。我對我爸媽也是這樣。如果某件事他們知道了可能受傷難過，我就不會告訴他們。我從來沒和他們談過飲食障礙的事，如果多發性硬化症發作，我也不一定會講。我總是輕描淡寫，免得他們擔心。」

成人回想起原生家庭的生活時，常常遺漏了孩童為獲得家長的認可與接受所付出的隱藏代價。加拿大記者潘蜜拉．瓦林（Pamela Wallin）於二〇〇一年診斷出腸道癌症，她在回憶錄《既然你問了》（Since You Asked）中提供了鮮明的例證。在她的書寫中，我們看到了成人回憶以及孩童的真實情緒之間出現巨大裂痕。她在書開頭處先警告讀者：「我提醒大家，接下來的篇章讀起來可能很像小鎮遊記，或是家人的付費廣告，但對我來說，這都是真的。我覺得我擁有一個近乎完美的童年。」不過這種理想化的景象和瓦林女士坦率描寫的情境極不協調。

「偽記憶症候群」會發揮作用：在意識層次，人們常只記得童年中快樂的片段。就算真的想起令人憂煩的事件，相關的情緒面向常遭到壓抑。孩童於情於理會記得父母之愛，但情感上不被瞭解或支持的感受很容易被掩蓋。在瓦林女士的情況中，她曾一再獨自被關在黑暗的房間中，卻不敢向父母述說她的恐懼和憤怒，這個孩子對此有何感受，書中並沒有提及相關回憶。另一起更令人痛苦的事件再次顯示她缺乏安全感，不敢告訴父母。當時她剛步入青春期，教室中發生令人擔憂的情況，她尋求母親的協助和介入。瓦林女士的母親是女兒學校的老師。「她只斥責我一次。我們小學有一個老師會在課堂上揉捏我們剛發育的胸部，媽媽不願相信我的指控，因為對方是她敬重的同事。她說我應該教其他女同學該怎麼坐，才不會讓他有不受歡迎的猥褻舉動。我想這種回答也是反映了當時的民情吧。我們照做了，然後就只是等待學年結束，升上一個年級，不再接觸到他……我們似乎都撐過了這種經歷，沒有留下情緒創傷。」問題就在於這句「似乎都撐過了」，**情緒創傷通常都是難以察覺，但任何傷疤都比原來的健康組織脆弱**，復原能力較低：除非被發現並獲得照顧，否則未來很可能再出現痛苦與裂痕。

瓦林女士的書中出現一句間接的論述：「孩子時常無法向父母暢所欲言」，這是她唯一一次提到自己孩童時未曾被好好聆聽。書中沒有描寫到，當孩童覺得自己生命中的重要成人不知該如何傾聽時，會有多大的挫折感。整體上，她仍然堅稱自己內心沒有「個人的惡魔需要驅除」，但這其實是充分顯示她對焦慮、怒氣、負面情緒的否認，符合許多研究對癌症病患的觀察。

透過幻想等方式來轉移注意力能幫助孩童忍受某些經驗，否則很可能會觸發特定反應，使自己惹上麻煩。當個人有意識地記得過去事件，卻遺漏了相關的創傷情緒，這就是一種解離現象。這能解釋為什麼許多人都有「快樂的童年」，就像罹患全身性紅斑狼瘡的艾莉絲，即便父親專制、母親情緒心不在焉，她仍對童年有美好的回憶。

「我爸脾氣很差，他一旦生氣，你無法預料會發生什麼事，可能碗盤飛來飛去，他還會亂踢人。」

「妳被踢過嗎？」

「從來沒有，我是他最喜歡的小孩。」

「妳是怎麼得到這個地位？」

「我消失不見。我很早就學會這項技能。」

「妳記得小時候會覺得不開心嗎？」

「不開心？不會啊。」

「這種情況中的小孩難道不會傷心或不快樂嗎？」

「其實已經麻木了。」

「所以其實妳不知道自己是否傷心或不快樂，是因為妳已經沒有感覺了。」

「對，我不記得童年的完整片段。」

「為什麼有人會讓自己變麻木？妳不能找人聊聊嗎？妳媽媽呢？」

「不行，我沒辦法和我媽談，一個原因是，我不想讓她知道我不開心，另外，她也不是獨立的個體，她依附著我爸，她總是事不關己的樣子。」

「小孩會的詞彙不多。我麻木了，但另一方面，在這種麻木之中，我很快樂。」

「是嗎？」

「我會玩娃娃……好，其實不是……我要說的是，我會咬娃娃！」

「什麼叫做咬娃娃？」

「娃娃是塑膠製的，我會咬它們的手指和腳趾！」

「妳壓抑著怒氣，損毀娃娃。妳想想看，什麼時候我們會讓自己麻木？」

「痛苦的時候……」

「到後來，麻木久了，妳就能幻想自己很快樂。那是因為妳對一大部分的現實沒有知覺了，所以才感到快樂。也就是說，妳沒有踏實地在過生活。」

「我同意。」

最後回到保險經紀人達琳身上。她在不孕症檢查時意外診斷出罹患卵巢癌。她的生命歷程絲毫和痛苦扯不上關係。照她的敘述，她一生中唯一的負面經驗，就是罹患卵巢癌，以及即便早期就獲得診斷並接受治療，仍意外復發。她說，最初的預後「值得慶祝」，後來的復發則「令人心碎」。

「我一直想要掌控自己的人生，也都有好好照顧自己。我飲食均衡、有運動習慣，保持良好的體態，從來沒有壞習慣。」達琳的唯一一個危險因子就是不孕。就我看來，達琳所描述的人生過於美好，因此不像是真的。整個童年中，她想不到任何一件不快樂的事情，從來不會感到恐懼、憤怒、焦慮或憂傷。

「我有兩個妹妹，我是長女，我們三姊妹很親近。我爸媽也是，他們也都非常健康。此外，我也和丈夫的家人很親近。我很幸運擁有這些家人和交情深厚的朋友，有些從五歲就認識了。我的親友總是鼓舞我，我覺得自己在這方面非常幸運。」

達琳一九九一年移除了癌症病變的右卵巢，保留了左卵巢，希望未來還能懷孕，一年後的確成功受孕了。

「我們談到癌症康復後的五年標竿，我成功撐過來了。切除卵巢五年半之後，當時我兒子四歲，那時開始出現一些我以為無害的症狀：我感到疲倦、體重減輕了一些，不過只有兩公斤多，不是什麼大不了的事。我兒子還小，我也有工作，家事也很忙，下背部常常痠痛，但我以為是帶小孩、幫他穿脫雪衣造成的。」

「一九九六年再次被診斷罹癌，那時已經轉移了，我們深受打擊，預後和前一次非常不一樣，癌症已經擴散到另一邊的卵巢、子宮、部份下腹部。」

「我有點好奇，妳有卵巢癌的病史，怎麼沒有早一些察覺這些症狀？如果妳有朋友病情和妳一樣，也出現了這些症狀，妳會給她什麼建議？」

「喔，如果是我朋友，就算只是甲溝炎，我也會叫她們去看醫生。」

「妳對待別人跟對待自己的方式差異很大，我從這點察覺，妳的人生也許不完全是妳描繪的樣子。另外一點是，在形容人際關係時，妳說『我覺得自己非常幸運』，『我覺得』是一種修飾詞，我感覺這透露了一種不確定感，反映出妳內心的掙扎。也許妳的感覺和認知衝突；不然妳應該會直接說『我非常幸運』。」

「我也注意到，妳在談論病痛時會微笑，似乎想要軟化談話內容的衝擊。妳是怎麼學會這樣做的？原因又是什麼？我常見到人們談論身體疼痛、痛苦的事件、意外或想法時，會出現微笑的反射動作。不過小孩剛出生時，他們是不會隱藏感覺的。如果嬰兒不舒服、不高興，他一定會哭，顯現出傷心、怒氣等情緒。我們隱藏疼痛或悲傷的行為是後天學習而來的反應。某些情況下隱藏負面情緒可能情有可原，不過很多人時常自動直覺地這麼做。」

「人們被訓練成在不自覺中縮小自己，以照顧他人的情緒需求，有些人的情況比較嚴重。這些人會藏起自己的痛苦與哀傷，甚至向自己隱瞞。」

達琳仔細地聆聽，不表贊同，也沒有反對。「這個觀點很有意思，我們該在卵巢癌支持團體中提出來討論。我現在不知道該怎麼回應，我想你也不需要我馬上做出回應。

這個觀點直覺易懂，發人深省，謝謝你提出來。」

培養出負面思考的勇氣，我們才能審視自己的真實樣貌。我們討論過許多種疾病，這些患者的應對機制極為相似：壓抑怒氣、否認弱點、「矯枉過正的過度獨立」。沒有人是故意變成這副德行，大家都不是有意識地養成這些性格特質。**負面思考能幫助我們瞭解生命中的真實情況，而我們對環境的感知又是如何形塑性格特質。承受情緒折磨的家庭關係幾乎是每一種重大疾病的危險因子**，例如退化性神經疾病、癌症、自體免疫疾病。本書的目的並非責怪家長、上一代的家人或配偶，而是要幫助大家拋下已證實有害健康的迷思。

「負面思考的力量」需要我們撤下美好的濾鏡。不責怪他人，擔下健康關係的責任才是關鍵。

請剛被診斷出疾病的人開始檢視自己的關係，藉此瞭解疾病的本質，這不是件簡單的事。對不習慣表達感覺、鮮少承認自己也有情緒需求的人來說，要鼓起自信、拼湊語句，以同理與堅定的態度跟自己的親人述說，是一個極大的挑戰。而患病時的他們比平時更脆弱、更需要他人的支持，因此更是難上加難。

這個困境沒有一蹴可幾的方法，但如果置之不理，壓力源持續存在，會招致更多疾病。**不論患者如何自救，如果不對生命中最重要的人際關係進行清晰、富有同理的評估，那心理負擔仍舊無法減輕。**

我們已經瞭解，**他人的期望或意圖並非壓力源，我們自己的感知才是。**罹患多發性硬化症的珍，因為擔心丈夫的攝護腺癌且自認有責任為他尋求合適的醫療措施，使自己的病情發作。丈夫艾德則憎恨珍處處「控制」他，卻不知道該如何向珍表示自己的感受。珍以為自己必須為艾德負責，而艾德以為珍只是想控制他，雙方的認知都套用了幼年記憶中的關係範本。

漢斯．塞利寫道：「我們的緊繃跟挫折多半是來自於這種強迫性的需求：我們扮演了不屬於自己的角色。」**我們必須先承認，我們並沒有自以為的那麼堅強，**這是擁有負面思考力量的第一步。**永遠堅強的自我形象是為了隱藏弱點，**這也就是孩童的相對弱點。**我們不必為自身的弱點感到羞愧。堅強的人也會需要幫助，**某人可以是某些領域的佼佼者，同時在別處無助困惑。我們無法做到所有事情。許多患者都發覺，追求堅強、無懈可擊的自我形象會帶來壓力，打亂體內的和諧，但有些人太晚才瞭解到這一點。罹患腸道癌症的唐恩敘說自己患病以前的心態是「我可以處理一切」。吉爾妲・雷納也是在癌症復發之後才瞭解到：「我沒法幫到每個罹患卵巢癌的女性，也沒法讀完每一封收到的信，因為那讓我累垮了。」

假如我們學會負面思考，我們就不會再縮小自己的失落情緒。本書有不少受訪對象都以「一點點而已」、「也許」、「可能會」等詞彙來修飾自已的傷痛與壓力。罹患多發性硬化症的薇若妮卡經歷過與酗酒的男朋友分手、經濟狀況一貧如洗等艱難狀況，當她回想起這些事件所累積的壓力時，仍輕描淡寫地說道：「不盡然是壞事。」

我是否按照最真實的自我過人生，還是只是為了滿足他人的期望？我的信念與所作所為有多少是自己決定的？又有多少是為了符合為了取悅父母所創造出的自我形象？承受劇烈腹痛的瑪格達之所以成為醫生，並不是出於自己的意願，也不是因為父母明確命令或要求她，而是因為瑪格達早在自己年紀夠大能決定一生志業前，就把父母的想法內化成自己的一部份。

「我不及我母親的一半」，前美國第一夫人貝蒂・福特這麼寫道，「我母親是很優秀的女性，堅強、善良、有原則，從來不會讓我失望。她也是完美主義者，試著將她的孩子塑造得很完美❺。」如果福特女士擁有負面思考的力量，她就能自問，試著將孩子「塑造」得很完美，這樣的行為能有多好？與其以酗酒逃離自我批判並一輩子承受壓力，貝蒂也許能駁斥這難以企及的完美目標。她也許能沾沾自喜地說：「我不及我母親的一半，我甚至連她的四分之一都不想要達到，我只想做自己。」

患有漸凍症的蘿拉不希望管家放假時還接民宿房客，但因此很有罪惡感。她仍然擔下接待的工作，因為她的罪惡感大於拖著行動不便的身體去照顧房客的壓力。

對許多人來說，**罪惡感代表他們選擇為自己做某件事**。我會提醒大部分嚴重疾病的患者，**如果他們沒有罪惡感，那大概是身體某些地方失衡了。他們一直把自己的需求、情緒、利益放在後頭。負面思考的力量能幫助他們擁抱罪惡感**，而不是避之唯恐不及。有了負面思考的力量，艾德也許會說：「罪惡感嗎？太好了，萬歲！這代表我做對了，總算為自己做了某些事。」

對於太太珍的關心呵護，艾德表示：「我想最主要的一點是控制的問題，」他對此「充滿怨恨」，不過處理方式是「隱藏這種感覺」。負面思考的力量能幫助艾德接受堅持自己的主張所帶來的罪惡感，反抗妻子對個人決定的干預。曾有一位治療師對我說：

「**罪惡感與怨恨兩害相權，請務必選擇罪惡感。**」這則建議很有智慧，我也向許多人分享。**如果拒絕別人會讓你產生罪惡感，而妥協會留下怨恨，那麼請選擇罪惡感，因為怨恨等同心靈自殺。**

分子研究者坎達絲・珀特寫道：「健康不僅在於快樂的想法，有時候，**解放長期壓抑的怒氣，以此點燃免疫系統，會成為治療最有效的推動力**[6]。」

以健康的方式生氣是七A療癒法則的其中之一。七A療癒法則的目的是破除七個深植於心的迷思，這些迷思會提高患病機率並阻礙治療，接下來本書將一一討論。

第十九章　七A療癒法則

惡性黑色素瘤的發病和身體挺過疾病的能力都與免疫系統息息相關。惡性黑色素瘤雖然可能致命，但也有許多自然緩解的記錄，意指癌症在沒有醫療介入的情況下自行消失。在所有癌症中，自然緩解的機率只有1%，但以惡性黑色素瘤來說，機率上升到11%❶。

《癌症》期刊記錄了一則自然治癒的病例，患者是七十四歲的男性。醫生在其胸壁上可疑的黑痣中發現癌症，並切除黑痣；七年後癌症復發，同樣出現在胸膛上，這次長出了數個小型黑痣。新的病變來自原本黑色素瘤的局部擴散。這次患者不願接受進一步的治療。八個月後的追蹤回診發現，原本散布於胸膛的小黑痣變得較為平坦，顏色也變淺了。患者接受活體組織切片；結果顯示該部位有色素沉著的現象，但已經沒有癌症了。一年後，臨床跡象進一步顯示患者已經痊癒。

這項免疫學上的發現十分有啟發性。痊癒過程可以分為三部分：首先，淋巴球攻擊腫瘤；之後，體積較大的巨噬細胞吞噬了黑色素瘤；最後，抗體湧入，消滅癌症。這位患者的身體動員了令人生畏的免疫資源，擊退癌症。

由這項自然緩解的現象可以導引出兩個重要問題：為什麼在臨床上發展成黑色素瘤之前，免疫力量不足以摧毀癌細胞？其次，發病之後，是什麼原因幫助某些人體內的免疫系統抵禦這種可能致命的癌症？以其他疾病來說，即便患者的病理情況相似的，治療結果卻有高度差異，對此我們也提出疑問。

舊金山的研究人員針對黑色素瘤患者中的 C 型（會壓抑負面的情緒），曾進行過一系列共三項研究。在為期十八個月的追蹤調查中，研究人員發現，壓抑與復發或死亡之間存在強烈的相關性。自然殺手細胞的功能是攻擊異常細胞，向癌症拉出一道防線；自然殺手細胞也能吞噬黑色素瘤。在情緒壓抑的乳癌患者中，自然殺手細胞的活動力較低落。

上述其中一項研究檢視了黑色素瘤最初厚度與性格的關係。第一次組織切片的腫瘤厚度與預後有關：厚度越厚，預後就越不樂觀。研究也發現，在 C 型黑色素瘤應對量表中的分數越高，也和較厚的腫瘤相關：「C型黑色素瘤患者的特質包括，較能接受罹患黑色素瘤的事實、較關心家庭成員而非自己、盡量不去想罹癌這件事、讓自己很忙、表現得很有毅力、旁人給予堅強能幹的評價❷。」

上述舊金山的研究印證了早先另一項研究的結論：較難接受患病事實（也就是說，病患的反應並非聽天由命、較不順從）的黑色素瘤患者，也比較不容易復發❸。

加州大學醫學院精神病學家F. I. 福吉（F. I. Fawzy）所進行的研究指出，即便是粗淺的心理支持也能發揮影響力。研究的實驗組與對照組分別包含三十四位分期相同的黑色素瘤患者。「福吉的介入極少，只在六週期間，進行六次有組織的小組討論，每次約九十分鐘。這些小組會議提供了⑴黑色素瘤的基本資訊與基礎的飲食建議；⑵壓力管理技巧；⑶強化應對技巧；⑷職員與其他組員的心理支持。」六年後，未接受心理支持的三十四位受試者中，十位過世，另有三人復發。另一組中，只有三人過世，四人復發❹。研究剛開始時，在有支持的小組的患者，其免疫功能就有增進的現象❺。

我們有理由相信，如果我們能引導黑色素瘤和其他癌症患者認識自己、幫助他們更加接納自我、對自己的情緒應對方式更有自信，將能提升他們對抗癌症的能力。五十五歲的哈莉葉是位作家，她相信右小腿上的惡性黑色素瘤能自然緩解，是因為她選擇以自己的方式對抗癌症，其中包括密集的心理治療。

「我不太相信醫生，我做了些研究，發現墨西哥有一間替代療法診所。他們把黑色素瘤當成一種全身的疾病，這點我很喜歡。我覺得只針對小腿動手術而沒有任何追蹤不太對勁。所以我去了墨西哥，他們提供我一整套的療法，包括疫苗、飲食規劃、補品、熱敷小腿的草藥膏。我每個月都回診，後來是每三個月、每六個月回去一次。然後我開始覺得，我處理的方式有問題。比方說，我在加拿大沒有家庭醫師，我很抗拒醫師的權威性，可是我卻接受墨西哥醫生提供的療法。」

「我想說，至少要找一位家庭醫師，於是找到了你。我一提到黑色素瘤，你就說：『妳知道黑色素瘤患者有一套獨特的心理特徵嗎？』以前從來沒有人對我提過這點，可是你一描述那些特徵，我就發現自己完全符合。你還說，我應該接受手術，你可以替我安排，可是光是動手術可能效果不大，我還得處理情緒障礙等種種問題。」

「所以我接受了六週的心理治療，強度很高，那之後我接受手術。手術醫師看到我很驚訝，他說他原本取下的組織切片顯示我罹患侵襲性黑色素瘤，是晚期了，而且很深，他對手術治療的期望很低。不過他開刀時只找到異常的色素組織，黑色素瘤已經消失了。」

我不知道是墨西哥的療程還是心理治療發揮了效果。我不清楚墨西哥療程的詳細內容，不過可能包括刺激免疫系統的卡介苗，這種方法在某些病例中成功擊退黑色素瘤。哈莉葉相信是所有療法共同發揮效果，她說：「我相信墨西哥的療法的確有效，不過患部一直有刺痛感，我總覺得還有什麼東西沒有袪除——隱約的刺痛與黑暗。」

「心理治療對妳有什麼啟發？」

「我得從頭說起，我媽過世時，我還很小。我有一個姊姊、一個妹妹，那時我們都還不到四歲，我和妹妹還在包尿布。我妹妹剛滿八個月大，時常腸絞痛。我們都沒得到什麼關愛，僅有的一些關注也是在我妹身上。因為我爸是業務員，時常出差，我們也跟著東奔西跑。我媽過世不到一年，我爸就再婚了，後母長得很像我媽，不過簡直是個巫婆，她有自己的問題，對我們很差，最後，她把我們送到加拿大法語區的修道院。」

「我最早的記憶大概是三、四歲的時候，我記得我穿著洋裝，坐在地上，自己玩著洋娃娃。我很好，自己玩著，不過感覺就是沒有人際連結。周遭都沒有人，我完全孤立。感覺很安全，雖然沒有快樂感，不過我學會了如何保護自己。」

「就是獨自一人。」

「就是獨自一人，沒錯……不要有接觸。」

「還有其他回憶片段。很長一段時間以來，我腦海中都有一個躺在雲朵上的畫面；我躺在雲床上，上方是灰色無彩的天空，有一道陽光照射到我身上，不過冷冷的。那是完全孤單的感覺，即便是那道陽光，可能是愛，但實際上不是。我發現，學會不要有感覺是讓自己生存下去的方法。」

這種經驗，或是哈莉葉從中得到的結論，使她一生孤立，在她認為減損多於滋養的關係中也是孤立無依。她所接受的密集心理治療，目標就是開發情緒能力，也就是與環境建立良善關係的能力，一個人須在這樣的關係中負起責任，不把自己當成受害者，也不自我傷害（請見第三章）。面對生命中無可避免的壓力時，這樣的關係是必備的內在條件，如此才能避免創造不必要的新壓力，也才能繼續治療過程。我們很少有人一步就進入成年，就擁有完備的情緒能力。辨識出自己的情緒能力不足，並不是為了自我批判，而是提醒自己進一步成長與蛻變。

練習七A療癒法則有助於培養情緒能力。

1. 接受（Acceptance）

接受的概念很簡單，就是願意瞭解、承認實際情況。接受就是有勇氣在瞭解情況的過程中加入負面思考，但不會以此主導面對未來的方式。接受不代表屈服於使我們煩惱的情況，但我們不能否認當下的實際情況。某些人根深蒂固的信念是，他們不值得、不夠「好」、不應得到圓滿，接受的概念向此提出挑戰。

接受也意味著與自己建立富有同理心的關係，拋下我們與世界的關係中過於氾濫的雙重標準。

身為醫師，我看過許多飽受折磨的人，要選出一位比所有人都更為痛苦的患者似乎不太有意義，不過如果一定要選一個人，我絕對選她。她的故事沒有出現在本書任何一章，不過她所患的疾病也幾乎可以放在所有章節。這裡，我把她稱作可琳。她五十歲出頭，患有以下疾病：第II型糖尿病、病態肥胖、腸躁症候群、憂鬱、冠狀血管疾病（經歷兩次心臟病發）、高血壓、狼瘡、纖維肌痛、氣喘，以及最近診斷出的腸道癌症。可琳說：「我光吃藥就夠了，不必吃早餐了，只要吃藥就好。單是早餐時段就要吞十三顆藥丸。」

二十年來，可琳都是我的病人，我所知的事情，多半是由她告訴我，就和其他跟我分享人生故事的患者一樣。可琳小時候經歷過所有你能想像得到的各種界限剝奪與暴力。成年後，可琳長年照顧丈夫、孩子、手足、朋友，還有任何進到她家中的人。一直到最近，可琳都無法說不，即便是現在，可琳健康狀況危急，而且只能靠電動機車代步，拒絕別人仍然令她十分痛苦。

「我把自己看作一大坨黏液，沒有形狀。我可以看見別人的氣場，而我的是黑灰色的，沒有邊界。就好像在霧中看東西，可以看出部分輪廓，但看不見整體。」

「如果妳看到其他難以堅持自己界限的人，妳也會把他們當作一大坨黏液嗎？」

「不會，我認識好幾個過重的人，但我不會把他們歸類為大坨黏液。那是我對自己形象的認知，在情緒這方面，我覺得自己像團果凍。」

「那現在是誰在和我說話？是一大坨黏液在說話嗎？妳在家的時候是不是沒有真實存在的感覺？」

「我想有一點吧，我不敢說是百分之百。」

「那我們就來談談這『一點』吧。」

「有一小部分的我想要取得掌控，不讓其他人在沒有我同意的情況下替我做決定。」

「妳還會怎麼形容自己？妳的價值觀是什麼？」

「我不和人亂搞，不會劈腿，也不說謊，我遵守這塊土地的法律，盡量對別人好。」

「那是因為妳不知道怎麼拒絕，還是出於真誠的關心？」

「都有，主要是真誠的關心。」

「那妳怎麼會形容自己是一大坨黏液？」

「因為在拒絕我媽這方面，我就是果凍。幾天前就發生這樣的情況，我可以說：『不，妳夏天的時候再來會比較好，現在不方便。』但我就是說不出口，我不願做出拒絕別人的決定。」

「如果別人告訴妳，他們很難做出這樣的決定，妳會怎麼說？」

「我會說，你很難把心裡的話告訴媽媽……但你要更堅強一點。」

「除了告訴他們該怎麼做，妳對他們有什麼想法？」

「我會認為他們很害怕，擔心堅持自我會被拒絕。」

「妳也可以這麼看待自己，妳會自動給予他人同理關懷，卻沒有以同樣方式對待自己。妳無法拒絕他人，是因為妳不知道該怎麼做，不過至少妳可以給予難以拒絕的人同理關懷。」

我繼續說道：「現在來談談妳讓自己陷入的困境。一方面，妳不知道怎麼拒絕別人；另一方面，妳又因此譴責、批判自己，結果就是把自己視為一大坨黏液。如果有同理關懷，妳就能清楚發現自己也和其他無法拒絕的人一樣感到害怕。妳就能以同理而非批判的方式對自己說，這個人很害怕、受傷很深。那個人無法拒絕別人，因為這馬上會引發被拒絕的危險，那個人就是我。」

「妳不能強迫自己拒絕，就像妳無法強迫別人拒絕一樣，但妳能以同理關懷對待自己。」

「我會握著別人的手，陪著他說出『不』，但我不會這樣對待自己。」

「而如果他們說不出口，妳還是會接納他們。妳會說：『我瞭解這對你來說很困難，你只是還沒準備好。』」

「但我不會對自己這麼說，我會對自己生氣。」

「我認為對妳最有幫助的會是給予自己同理關懷，妳可以試試看。」

「這能回復我所流失的能量嗎？」

「妳的能量多半都用來照顧別人，剩下的氣力則被用來批判自己，對自己這麼嚴厲會用掉很多能量。」

「客觀的事實是，妳現正面對許多嚴重的健康問題，承受很大的風險，這無庸置疑。我不知道事情會怎麼發展，不過面對這麼多狀況，妳越能同理對待自己，就等於給了自己更多機會。」

給予自己同理心不代表要喜歡自己的每一種特質，只是把自己也當成其他受苦、需要幫助的人，給予一樣不帶批判的接納。

2. 覺察（Awareness）

所有尋求治癒或希望保持健康的人，都必須拿回瞭解情緒真相的能力，神經學家奧立佛・薩克斯在其著作《錯把太太當帽子的人》中精采地闡述了這一點。薩克斯在書中提到一則軼事，是關於一群失語症患者對於當時總統雷根電視演說的反應。

失語症的患者喪失說話或理解口說內容的能力，這是由中風或其他因素造成重大腦部損傷而導致。「總統站在那兒，帶著迷人的風采，演員的架勢，操著一再演練過的說辭，裝腔作勢，又富有情緒渲染力。所有失語症患者都笑得前仰後合。其實並不是所有人：有些人看起來不知所措，有人怒不可遏，一兩位有點擔憂，不過多數人都被逗樂了。總統一如往常富有感染力，不過這次顯然是令人開懷大笑。這些病患在想什麼？他們沒有抓到雷根總統的意思嗎？又或者他們瞭解得太多了？❻」

這些失語症病患針對雷根無意識中表現出的第二層情緒做出反應，第二層情緒包括語調、肢體語言、臉部表情等。患者發現雷根總統的情緒和口說的訊息相衝突，也就是說，他們看穿了總統有意或無意中的掩飾。患者讀取到的是雷根總統的真實情緒，不是他在腦海中出編織出的文字，而他非常擅長向和他一樣關閉情緒的人傳達這些訊息。其中一位薩克斯的患者表示：「他要不是腦傷，就是在隱瞞些什麼。」這讓我們回想起雷根傳記作者的話：他的真實感受與口中所言的相反。

幼童十分善於注意到真實情緒的蛛絲馬跡。開始學習語言後，我們可能會喪失解讀情緒的能力，那是因為我們在所處的環境中接收到相互衝突的訊息，我們所聽到的話語傳達一種訊息，但情緒又透露出另一種，兩相衝突的情況下，其一會被忽略。就像兒童眼睛斜視時，大腦會抑制其中一眼看到的影像以避免雙影。而被抑制的那一眼除非接受矯正，否則會喪失視力。同樣的，**我們壓抑了解讀情緒的能力，以避免持續與生命中的重要他人產生衝突，在這種衝突中，我們是無法獲勝的。因此隨著語言能力的累積，我們失去情緒能力**。而失語症患者則經歷了完全相反的歷程。就像盲人能發展出敏銳的聽力，失語症患者解讀實際情緒的能力則是大大增強。

精神科學研究人員在二〇〇〇年五月份的《自然》雜誌中寫道：「即便臉部表情和語調明顯透露此人正在說謊，一般人要從騙子的神態舉止識破謊言，成功機率通常和瞎猜沒兩樣。聽不懂語言的人較善於察覺情緒相關的謊言。」

完整的覺察意指找回感知實際情緒的能力，並拋下「自己不夠堅強，無法面對生命中的真相」這種令人麻痺的看法。這不是什麼神秘的道理，就如同盲人學會更加注意聲音；失語症患者由於大腦的認知部分無法理解訊息的內容，因此學會更仔細觀察自己內心對於語言的反應。這些內在的反應與直覺就是在我們「成長」過程中逐漸遺失的能力。

當然，我們不必放棄語言能力也可以重新學會感知情緒。不過培養覺察會需要練習：時常注意自己內心的狀態，並學習信任這些內在感知，而非自己或他人所傳達的語言文字內容。注意口氣為何？語調呢？眼睛是瞇細，或張大？笑容放鬆或緊繃？我們有什麼感覺？是哪裡傳來的感覺？

覺察也意味著學習認識自己感到壓力時會出現什麼徵兆，瞭解當意識忽視壓力源時，身體如何向我們傳遞訊息。在動物與人類研究中，研究者皆觀察到，比起主觀意識的覺察或客觀觀察到的行為，生理的壓力反應更能準確探知生物體真實的感受。漢斯・塞利寫道：「比起意識，垂體更能敏銳偵測壓力。不過，只要知道該注意什麼，人們還是可以學習辨識危險的信號。」

在《生活的壓力》中，塞利彙整了生理上的危險信號，他列出一連串生理徵兆，例如心跳加速、出汗、頻尿、頭痛、背痛、腹瀉、口乾；以及情緒徵兆，例如情緒緊繃或過度緊戒、焦慮、失去生活之樂；另外是行為方面的表現，包括不尋常的衝動、易怒、過度反應的傾向。我們可以學著解讀這些徵兆，不只把它們當作應克服的問題，而且要視為應關注的身體訊號。

3. 憤怒（Anger）

伍迪・艾倫電影中的一個角色這麼說道：「我從來不生氣，我只是長出一顆腫瘤。」本書提到眾多針對癌症患者的研究，再再印證了這句玩笑話。我們也知道，**壓抑怒氣會提高生物體所感受到的生理壓力，因此是眾多疾病的危險因子。**

壓抑怒氣會提高患病機率，而感受怒氣則有助於治癒，至少對延長生命有益。舉例來說，**曾對醫生發怒的癌症患者，其壽命較平靜的患者長。而且比起壓抑怒氣，表現怒氣所帶來的生理壓力較少。**

除了研究，我們也看到，前幾章的每一位受訪者，不論其疾病或症狀為何，都承認自己難以表達憤怒。患類風濕性關節炎的靜子說：「因為繼母的教導，我覺得我不該感到憤怒。」承受劇烈腹痛的瑪格達表示：「我感受不到胸中的怒火。」

這裡講到的怒氣是頗令人困惑，也引發許多問題。我們看到那麼多孩童因家長的情緒爆發而擔心受怕，又怎麼能鼓勵大家表達怒火？在眾多患者的生命歷程中，我們都看到了類似的模式：發怒的家長與壓抑的小孩。難道瑪格達的父親應該壓抑自己的怒氣嗎？吉米死於惡性黑色素瘤，他的姊姊唐娜說過：「我一直想到爸爸提高音量的情景，我想起他的聲音、喊叫、怒罵，我覺得沒有人該生活在這種情況之中，我們不該經歷這樣的生活。」

表面上，這看似相互矛盾。如果表達怒氣是「好的」，那瑪格達和吉米、唐娜的父親不就是遵循健康的生活方式嗎？但他們怒火所產生的影響具有腐蝕性，殘害了子女的自我概念和健康狀況。壓抑怒氣也許有負面的後果，但如果表達怒氣會傷害他人，我們仍應鼓勵這樣的行為嗎？

矛盾之處不止於此。不受控的怒火不僅會對發洩對象或旁觀者造成傷害，甚至可能致發怒者於死地。怒氣爆發之後，心臟病可能隨之發作。一般來說，懷有敵意者罹患高血壓與心臟病的機率較高。約翰霍普金斯大學醫學院曾針對近兩百位男女進行研究，發現敵意和追求主導權是「冠狀動脈心臟病的顯著獨立危險因子[7]。」大量研究皆顯示敵意與高血壓、冠心病之間的關聯。

到這裡我們已經可以輕易推論出，怒氣與心血管疾病之間的關係同樣是心理—神經—免疫機制的作用。憤怒狀態會啟動交感神經，交感神經的戰或逃活動過於高漲時，血管會收縮，提高血壓並減少心臟的氧氣供給。憤怒狀態引發壓力反應，此時分泌的荷爾蒙會提高脂質（包括血清中的膽固醇）濃度，進一步提高動脈阻塞的風險。

記者蘭斯·莫羅在他關於心臟病的回憶錄中寫道：「我很確定，是沒來由的怒氣害我陷入心臟病的困境，基因也是原因之一。」在原生家庭中學會壓抑的孩童，後來怒氣爆發時，這股沒來由的怒氣就成了心臟病的誘因。

那麼該如何化解憤怒的兩難困境呢？如果表現或壓抑怒氣都有對身體有害，我們應如何追求健康、踏上治癒之路？

壓抑怒氣與失控的發洩都是異常的宣洩情緒方式，這都是疾病的根源。壓抑的問題在於缺乏宣洩，而發洩則包含異常的壓抑與不受控且過於激烈的發洩，兩者交替出現。針對這兩種看似相反的應對方式，多倫多的醫師暨心理治療師艾倫·凱平（Allen Kalpin）和我的談話令我深受啟發，他點出，不論是壓抑或暴怒，都顯示個人害怕真誠踏實地體驗怒氣。

凱平醫生對於真誠體驗怒氣的說法令我驚訝，但又十分貼近我的觀察。他的解釋讓我瞭解到對怒氣常見認知中的矛盾之處。他說，健康的怒氣是賦權且放鬆的過程。**真實的生氣體驗是一種「生理上的經歷，而無發洩的舉動。這種經驗包括一股能量流經整個身體系統，加上發動攻擊的準備。同時，所有焦慮完全消失。」**

「健康的生氣過程中，不會有任何激烈的舉動，而是會觀察到肌肉的緊繃都放鬆下來，下巴放鬆了，因此嘴巴張大；聲帶放鬆了，所以語調變低。肩膀垂下來，所有肌肉緊繃的跡象都消失了。」

凱平醫師的療法最初是由蒙特利爾麥吉爾大學的哈比．達文盧（Habib Davanloo）所發展出來。達文盧醫生會於治療過程中錄影，因此他和患者都能看見自己肢體動作所展現的情緒。凱平也將部分心理療程錄了下來。

「在一段影片中，病患描述有數股強大的電流流經身體，這是他說明的當下正在發生的過程，不過外表上他就只是坐著說話。如果看影片時沒有開聲音，你就只會看到一個人看起來很專注、很放鬆，不一定猜得到這個人正在生氣。」

如果生氣等於放鬆，那暴怒又是什麼？當我暴怒時，我的臉部緊繃，肌肉僵硬，我很確定自己看起來絕對不放鬆。凱平醫生在此點出關鍵的區別：「問題在於，人們暴怒時到底經歷到什麼感受？這很有意思，如果你真的詢問他們，會發現多數人描述的是焦慮。如果問他們身體上的反應，或者說，在生理方面，他們暴怒時感受到的身體反應是什麼，絕大多數人會形容出某種焦慮的形式。」

我說：「沒錯，聲音緊縮、肌肉緊繃、呼吸變淺，這些都是焦慮的徵兆，不是生氣。」

「對，他們在生理上沒有感受到怒氣，只是發洩出來而已。」

孩童生氣時，總是伴隨著焦慮，而透過暴怒來發洩怒氣就是抵抗焦慮的防禦機制。由於怒氣與愛、渴望連結等正面情緒共存，因此生氣會引發焦慮。但由於怒氣也會堆疊起攻擊的力量，這又威脅到依附。因此即便沒有外在或家長對於生氣的禁令，感受到怒氣本身就具有引發焦慮的特質。艾倫．凱平指出：「具攻擊性的衝動被罪惡感壓抑下來，之所以會有罪惡感，是因為同時存在愛等正面情緒。因此，怒氣並不是在真空環境中生成，對於心愛的人產生攻擊衝動，會引發極大的焦慮和罪惡感。」

當然，家長越阻撓或禁止小孩生氣，這種感覺就越容易引發焦慮。在怒氣被完全壓抑，或長期壓抑與暴怒交替出現的患者身上，他們的早期童年經驗都包括家長無法接受小孩自然出現的怒氣。

如果個人的無意識害怕自己的攻擊衝動，便會出現多種防禦機制，其中一類就是釋放，此時個人彷彿退化到孩提時期，當怒氣累積到難以容忍的地步，就透過發洩來處理。「發洩、怒吼、喊叫，甚至是捶打，這些行為都是在防止個人體驗到怒氣。這種防禦機制不會將怒氣留在體內，個人無法深深體會。釋放的防禦機制使個人無法真正感受怒氣。」

避免體驗怒氣的另一種方法是壓抑，因此壓抑和釋放可說是一體的兩面，兩者皆反映出恐懼與焦慮，也因此不論我們是否意識到這些情緒，都會引發生理上的壓力反應。

許多人對所愛之人生氣的能力都麻痺了，我們在之前的訪談中一再看見這個現象。例如珍十一歲時被性騷擾，卻不敢對父母開口，她將親子關係理想化，而不是承認自己對父母的怒氣。珍的丈夫艾德認為太太總是控制他，對此深懷怨恨，卻不敢坦率、直接地表達怒氣。吉兒患有卵巢癌，責怪醫生延誤診斷，但丈夫克里斯好幾個月來沒有注意到她的不適或體重減輕，吉兒卻沒有不滿。雷斯利患有潰瘍性結腸炎，只能「吞下」他對前妻的怒氣，「不用懷疑，我無法反抗，否則她就會說：『你看吧，我們的婚姻不幸福。』」他很高興在現在這段婚姻中，表達怒氣不再被視為對關係的一種威脅。

對於憤怒、傷心、拒絕等「負面」情緒的焦慮感可能深埋於體內，最終將透過PNI機制中多樣且極細微的交互關聯和身心連結，轉化為生物體的變化，這就是疾病生成的途徑。怒氣被制伏時，免疫系統也放下防禦。當憤怒的攻擊力量轉而朝向自己，會使免疫系統感到困惑，因此我們的生理防禦不再能提供防護，甚至可能展開叛變，攻擊自己的身體。

心理治療師路易·歐曼（Luis Ormont）寫道：「不要把癌症看成疾病，而是將之視為體內生化信號的失調，這種觀點可能會很有啟發。」歐曼會於團體治療中協助癌症患者啟動憤怒。「要重整失調的信號，就要衝擊身體的免疫防禦，因此欲使身體重獲健康的介入手段，光靠治標的方式是不夠的。情緒對生化系統有極大的影響，因此免疫療法的其中一種形式就是心理治療[8]。」

被診斷出罹患癌症、自體免疫疾病、纖維肌痛的患者，或為長期疲勞、神經疾病所苦的人都聽過以下建議：放鬆、正面思考、減輕壓力，這些固然是好建議，但如果沒有辨認出自己主要的壓力來源——憤怒的內化，並著手處理，也是徒勞無功。

憤怒不一定要以帶著敵意的方式發洩出來。首先，這是需要體會的生理過程。其次，憤怒具有認知價值，它能提供重要資訊。怒氣不會憑空出現，所以如果我感到憤怒，一定是為了回應我的某種感知，可能是個人關係中的失落或失落危機，或反映出界限確實或可能遭到侵犯。如果我能允許自己體會這股怒氣並思考背後的原因，就能賦權給自己，而且不會傷害到任何人。根據不同情況，我可能選擇以某種方式展現怒氣或放下憤怒，關鍵在於不要壓抑憤怒的體驗。我可以視情況需要，選擇以語言或行為表現怒氣，但不必以失控的方式發洩出來。在健康的生氣過程中，掌控大局的是個人，而不是不受控制的情緒。

治療師喬安．彼得森（Joann Peterson）示：「憤怒是大自然賦予孩童的能量，讓他們為自己站出來大聲說：『我很重要』。健康的憤怒與有害的情緒和肢體暴力之間的差別在於，前者尊重界限。為自己挺身而出，並不會侵犯他人的界限。」

4. 自主（Autonomy）

疾病其來有自，也訴說著一段歷史。疾病是終身努力爭取自我所導致的結果。單純以生物學觀點來看，生物實體的存續看似是大自然的最終目標。不過事實上，自然的更高目標是維護自主、能自我調節的心靈。心靈能夠撐過身體重傷，但若心靈的完整與自由受到傷害，一而再，再而三之後，身體就會開始生病。

傑森五歲時罹患胰島素依賴型糖尿病。他二十三歲時，因糖尿病引發血管損傷而使右眼失明，另外他還有心肌疲弱、心臟瓣膜滲漏、腎功能不全等症狀。有時由於糖尿病神經病變導致可逆性神經發炎，因此無法行走。傑森和媽媽海瑟是我的病人已有十年，過去一年來，傑斯因急重症被送到急診室數次，原因包括心臟衰竭、腦膜炎等。他剩下的生命可能不長了，他的內科醫師表示傑森的預後「應慎重」。

海瑟長期處於焦慮、疲憊不堪的狀態，其中交雜著怨恨，海瑟認為這是因為傑森頑固、不願好好照顧自己，不吃合適的食物、沒有注意自己的胰島素需求量、不按時看診、不維持健康的生活方式。當然，以母親來說，放手的風險很高。海瑟的親身經驗是，只要她沒有照管一切，傑森就會發病。好幾年來，只要她放鬆警戒，即便只有短短一天，傑森就有極高的機率陷入昏迷或發生更嚴重的後果。

傑森最近一次入院之前曾嘔吐長達數週，因此感到虛弱、脫水、時常痙攣。某次癲癇發作時，海瑟就在傑森的病床邊，她回憶起當時的情況：「護理師、住院醫師、專科醫師奔跑趕來，傑森的眼睛往後翻，手腳顫抖。醫生幫他從手臂靜脈注射藥物，這時傑森突然坐起身來，張開雙眼，直直看著我大喊：『放手！』但我做不到，我才不會讓我兒子死掉。」

傑森不記得這起事件，他說：「我一定完全昏迷了。」

我問：「你猜測得出自己這麼說是什麼意思嗎？」

「第一個浮現的想法就是放手，我說『放手』不是讓我死去的意思，而是『不要那麼蠻橫，放鬆一點，讓我做自己想做的事。』這是我的人生，我會犯錯，媽媽必須讓我這麼做。得了糖尿病和被人操控幾乎就是我人生的全貌。」

不論母親的意圖為何，也不論由海瑟負起照顧全責的情況有多大比例是傑森所造成的，傑森明顯缺乏自主，他無法坦率地堅持自己的主張。傑森渴望獲得自主並對母親懷有怒氣，這些情緒以反抗的形式展現出來，包括抗拒自己的身體健康。他告訴海瑟：

「我一直感到窒息，不論我怎麼做，似乎都是錯的。我說『放手』的時候，我的意思是『後退一點』，讓我照自己的意思過活。我要以自己的方式生活，當然我會犯錯，孰能無過呢？我從來沒有犯錯的自由。」

就如同本書提到的眾多個人經驗和研究，假如傑森和海瑟的經歷能告訴我們什麼道理，那就是人際界限模糊會造成問題。海瑟一直把傑森當成小孩子，擔下所有責任，妨礙傑森擁有自主權；而傑森的反應同樣像個小孩子，使自己裹足不前。

歸根究柢，疾病本身就是界限的問題。有些研究在預測哪些人會患病，我們檢視這些研究就會發現，在未能建構自主的自我概念之前，界限就被嚴重侵犯的人，是風險最高的族群。一九九八年《美國預防醫學期刊》發表了關於「負面兒童經驗」（Adverse Childhood Experiences）研究的結果。這項研究計畫共有超過九千五百名成人受試者，結果顯示家庭中的情緒虐待、性侵害、暴力、藥物濫用、心理疾病等童年壓力源和成年後的危險行為、不良健康、死亡有相關性。原生家庭失能與成年後的健康狀況有「強烈正相關」，也就是指童年時家庭失能的情況越嚴重，成年後的健康狀況就越差，最終死於癌症、心臟病、受傷或其他疾病的機率也越高[9]。

在孩童的生活中，比起界限被侵犯，一開始就沒有建立起界限的情況更為常見。許多家長無法協助孩子建立界限，是因為自己的性格發展期也沒有機會構築界限。不知道何謂界限，又要如何建立界限呢？

在自身與父母之間缺乏清晰的界限，孩子會身陷這段關係而無法脫身。這樣的情況會成為個人之後與外界互動時的範本。關係交纏，也就是麥可・柯爾所稱的「缺乏分化」，會主導個人往後的親密關係。這有兩種呈現樣貌，一是孤僻、消沉、不惜以自己為代價來抵抗權威，就如傑森一樣，另外一種是如海瑟那樣，長期、強迫性地照顧他人。某些人會同時有這兩種形式，端視互動對象而呈現不同的面貌。**免疫系統混淆時會導致疾病，這反映出身體無法區分自我與非我，同樣的道理，治癒的先決條件是建立或奪回自主的自我界限。**

喬安・彼得森是專業發展研討會（PD Seminars）的教育長，這是一個全人治療與心理成長機構，這位治療師暨團體領導人說過：「**界限和自主對健康很重要。我們透過身體來體驗生命，如果我們無法述說生命經歷，那麼身體會代替心靈和嘴巴表達出來。**」

彼得森博士表示：「個人的界限是一種自我或他人的能量經驗。我不想用氣場這個詞，因為這是一個新時代的詞彙，不過在身體的邊界之外，還有一種能量的表達形式。我們不僅能透過語言表達界限，我認為還有這種非語言的能量表達方式。」在彼得森博士的著作《好好出口氣》（Anger, Boundaries, and Safety）中，她進一步解釋了這個概念：「界限是看不到的，是來自有意識的內心感受，定義著自我。這從捫心自問開始：『在我的人生和人際關係中，我想要什麼？希望擁有多一些什麼？少一些什麼？不要什麼？我有哪些明確的限制？』在此自我定義的過程中，透過自我參照，我們就能勾勒出在此當下的人生中所重視、欲求的事物；控制的中心就在我們的內心。」

而自主就是從內在的控制中心發展出來。

5. 依附（Attachment）

依附是我們與世界產生連結的方式，在最初的依附關係中，我們學會（或失去）坦承、照顧自我、維持健康的能力。在這些早期的依附關係中，我們懂得體驗憤怒，或是對之感到恐懼並進而壓抑。我們於此時培養出自主意識，或是因自主的凋零而難受。連結也對治療十分重要。有眾多研究顯示，沒有社會連結的個體（也就是寂寞的人）罹病機率較高。不論是哪一種疾病，擁有真誠的情緒支持的患者，其治療的預後較佳。

德瑞克今年七十一歲，自從十四年前在攝護腺發現一個小結節，就每年接受PSA檢查。兩年前，醫生在他的組織切片中發現了癌細胞。「腫瘤科醫師說我是高風險病患，他嚇到我了，所以我同意接受六個月的荷爾蒙治療，這縮小了腫瘤的體積，但也完全消滅了睪固酮。每三個月要注射一次。荷爾蒙療法結束之後，腫瘤科醫師還希望我接受七週的放射治療。我說，不要，我不要做放射治療。我讀過很多相關資訊，放射療法和手術可以暫時解決問題，不過三至五年後，癌症常常會復發。而且放射線除了殺死惡性細胞，也會摧毀很多……很多好的細胞。」

「剛獲得診斷後，你情緒上有什麼感受？」

「其實，那是我的一個問題，我沒有告訴任何人，沒有告訴任何朋友，我把這件事藏在心裡，只和太太跟兩個女兒說。」

「罹癌之前我簡直過著隱居生活，非常注重隱私。現在我很外向，身邊有很多朋友。以前不是這樣。以前就算是住在山洞裡，只要門上有把鎖，我就很滿意了，我可以快快樂樂在那裡度過餘生。現在我的優先順序都變了。以前我很喜歡組裝蒸汽火車，我可以一天花十六個小時在工作室裡組模型，這樣就很開心。不過自從罹癌之後，我有兩年沒進工作室了。」

「現在我的生活需要很多人陪伴，癌症病患會支持彼此。這正是我們需要的——敞開心胸聊聊。之後的日子，我們會一直談論癌症，這似乎就是我們必須做的事。」

「不論是否罹患癌症，一般人不都需要支持和傾訴情緒、談論困境的機會嗎？你覺得為什麼你會需要癌症來教會你這一點？」

「我也想過這件事。我剛確定得了癌症時，我在自己周遭築了一堵牆，不讓任何人進來，因為我自己在牆內感覺很安全。那是我犯的一個錯誤。整整十一個月，我把所有精力都拿來抵抗癌症。當我覺得癌症終於痊癒後，我才開始卸下心防，開始和別人分享我的經驗，和他們說，我之前得癌症，但現在痊癒了。我對這點感到很自豪。」

「你戰勝癌症之後才開始分享這個經歷，對抗病魔、最需要支持時反而不願意。你為什麼也把太太擋在外頭？」

「我從來不覺得她支持我……但其實……我知道她的確在支持我……但我就是不願讓她進來。我築了一道牆，不讓任何人進來。」

對於連結的渴望可能帶來痛苦，一旦遭到拒絕，會引發憤怒，因此有時候，比起讓自己體會這種渴望，我們反而覺得感受苦澀和暴怒比較容易。親密的連結需求不被滿足，這是所有怒氣的背後原因。我們必須瞭解當初使我們關閉情緒的弱點所在，如此才能治癒。我們已不再是無助、依賴他人的小孩子；我們不必再害怕情緒弱點。世人都需要人際連結，我們大可讓自己滿足這項需求，也要挑戰「自己不值得被愛」這種深植於心的觀念，這種信念在潛移默化之下使許多人罹患慢性疾病。尋求連結是治癒的先決條件。

6. 自我主張（Assertion）

除了接受、覺察、體驗怒氣、培養自主、慶賀自己擁有依附的能力並敢於追求連結，再來要討論的是自我主張：**對自己與世界宣布自己的存在，我就是我**。

本書一再目睹患者表示如果自己不行動，就會感到空虛與令人害怕的空洞。在恐懼中，我們誤將現實與喧囂劃上等號，誤以為要參與活動才是存在，以為要追求成就才有意義。自我主張其中的自我宣告意義，其實比有限的自主行為更為深層。自我主張就是宣告自己的存在，是對自我的一種正面評價，無關乎個人經歷、個性、能力或外界對我們的看法。自我主張所挑戰的核心觀點是：「我們必須有所作為，才能顯現存在的價值」。

自我主張不需要行動或反應，重點在於存在，無關乎行動與否。因此，自我主張可說是行動的反面，不僅在狹義上拒絕從事自己所不願做的事，更進一步是放下該做些什麼的想法。

7. 自我肯定（Affirmation）

肯定自我，就等同做出正面積極的宣告，並朝有價值的事物邁進。追求下述兩種價值有助於治療與保持完滿。

第一種價值就是創造的自我。我們常聽說，上帝是依自己的形象來創造人類。每個人都有創造的慾望，表現方式可能有很多種：寫作、藝術、音樂、創作，或是任何獨特的方式，例如烹飪、園藝、社交。重點在於，要實踐創造的衝動，這不僅有助於治癒自己，也能治癒他人；逃避創造則會扼住身體和心靈。

漢斯・塞利寫道：「在我們心中的，必得找到出口，否則會在不合適的地方爆發開來，又或者絕望地被挫折圍困。偉大的藝術就是以大自然預見的速度與管道，表達我們的生命力。」

第二種價值是宇宙本身，也就是我們與周遭一切的連結。人類是斷絕、孤立、毫無連結的看法具有毒性，而不論生命是多麼殘酷、多麼頻繁地呈現其陰暗面，我們都要知道，這只是苦澀的幻覺，這是致病的信念生物學的其中一種面貌。

實際上我們很容易瞭解，孤立於宇宙的感覺是虛假不實的：人的一生並不是「塵歸塵，土歸土」，我們是有靈性、生氣的陶土。我們是宇宙的一部分，在短暫的時光中擁有意識，但從未脫離宇宙而存在。

我訪談過一些患者，有的重新肯定了自己對傳統信仰的信心，有的會冥想，也有的人是和大自然溝通交流。每個人都以自己的方式追尋內心和外在的光明。對多數人來說，追尋過程並不容易。

有一位心靈導師曾說過：「尋找，就尋見。」尋找是過程也是結果，因為我們知道某種東西存在，才可能如此熱切地追尋。

許多人從心理著手，未曾思考自己的靈性需求；也有人只透過靈性方式來尋求治癒，只追尋上帝與宇宙的自我，卻不瞭解找到並發展個人自我的重要性。請牢記，健康有三大支柱：身、心、靈，忽略任何一個面向只會招致不平衡與疾病。

注解

第一章

1. Hans Selye, The Stress of Life,rev. ed. (New York:McGraw-Hill,1978), 4.
2. M.Angell,"Disease as a Reflection of the Psyche," New England Journal of Medicine, 13 June 1985.
3. Interview with Dr. Robert Maunder.
4. Plato, Charmides,quoted in A.A.Brill, Freud's Contribution to Psychiatry, (New York, W.W. Norton,1944),233.

第二章

1. G. M.Franklin,"Stress and Its Relationship to Acute Exacerbations in Multiple Sclerosis," Journal of Neurological Rehabilitation 2, no. 1 (1988).
2. I.Grant,"Psychosomatic-Somatopsychic Aspects of Multiple Sclerosis,"in U. Halbriech, ed., Multiple Sclerosis:A Neuropsychiatric Disorder, no. 37, Progress in Psychiatry series (Washington/London:American Psychiatric Press).
3. V.Mei-Tal,"The Role of Psychological Process in a Somatic Disorder:Multiple Sclerosis," Psychosomatic Medicine 32, no. 1 (1970), 68.
4. G. S. Philippopoulous,"The Etiologic Significance of Emotional Factors in Onset and Exacerbations of Multiple Sclerosis," Psychosomatic Medicine 20 (1958): 458 – 74.
5. Mei-Tal,"The Role of Psychological Process . ...,"73.
6. I.Grant,"Severely Threatening Events and Marked Life Difficulties Preceding Onset or Exacerbation of Multiple Sclerosis," Journal of Neurology, Neurosurgery and Psychiatry 52 (1989): 8 – 13. Seventy-seven per cent of the MS group, but only 35 per cent of the control group, experienced marked life adversity in the year prior to the appearance of disease."The excess in marked life stress was most evident in the 6 months before onset. ... 24 of 39 multiple sclerosis patients (62 per cent) reported a severely threatening event, as compared with six of 40 controls (15 per cent). . . . Significantly more patients than controls experienced marital difficulties (49 per cent vs. 10 per cent). ... Eighteen of 23 first cases and 12 of 16 relapsing cases reported marked adversity."
7. J. D.Wilson., ed., Harrison's Principles of Internal Medicine, 12th ed.(New York: McGraw-Hill, 1999), 2039.

8. L. J. Rosner,Multiple Sclerosis: New Hope and Practical Advice for People with MS and Their Families (New York:Fireside Publishers, 1992), 15.
9. E.Chelmicka-Schorr and B. G.Arnason, "Nervous System – Immune System Interactions and Their Role in Multiple Sclerosis," Annals of Neurology, supplement to vol. 36 (1994), S29 – S32.
10. Elizabeth Wilson, Jacqueline du Pr. (London: Faber and Faber, 1999), 160.
11. Hilary du Pr. and Piers du Pr., A Genius in the Family:An Intimate Memoir of Jacqueline du Pr. (New York:Vintage, 1998). 12.Wilson, Jacqueline du Pr..

第三章

1. Selye, The Stress of Life,xv.
2. Ibid., 414.
3. Ibid., 62.
4. Ibid., 150.
5. E. M. Sternberg (moderator),"The Stress Response and the Regulation of Inflammatory Disease," Annals of Internal Medicine 17, no. 10 (15 November 1992), 855.
6. A. Kusnecov and B. S. Rabin,"Stressor-Induced Alterations of Immune Function: Mechanisms and Issues," International Archives of Allergy and Immunology 105 (1994), 108.
7. Selye, The Stress of Life, 370.
8. S. Levine and H.Ursin,"What Is Stress?"in S. Levine and H.Ursin, eds., Psychobiology of Stress (New York:Academic Press), 17.
9. W.R.Malarkey,"Behavior:The Endocrine-Immune Interface and Health Outcomes," in T.Theorell, ed., Everyday Biological Stress Mechanisms, vol. 22, (Basel: Karger, 2001), 104 – 115.
10. M.A.Hofer,"Relationships as Regulators:A Psychobiologic Perspective on Bereavement," Psychosomatic Medicine 46, no. 3 (May – June 1984), 194.
11. Ross Buck,"Emotional Communication,Emotional Competence,and Physical Illness:A Developmental-Interactionist View," in J. Pennebaker and H.Treve, eds., Emotional Expressiveness, Inhibition and Health (Seattle: Hogrefe and Huber, 1993), 38.
12. Ibid.

第四章

1. Suzannah Horgan, Communication Issues and ALS:A Collaborative Exploration (Thesis submitted to the Division of Applied Psychology, University of Alberta, Calgary, 2001).
2. Wolfgang J. Streit and Carol A.Kincaid-Colton,"The Brain's Immune System," Scientific American 273, no. 5 (November 1995).
3. W.A.Brown and P.S. Mueller,"Psychological Function in Individuals with Amyotrophic Lateral Sclerosis," Psychosomatic Medicine 32, no. 2

(March – April 1970), 141 – 52.The countervailing study is by J. L. Houpt et al.,"Psychological Characteristics of Patients with Amyotrophic Lateral Sclerosis," Psychosomatic Medicine 39, no. 5, 299 – 303.
4. A.J.Wilbourn and H.Mitsumoto,"Why Are Patients with ALS So Nice?"presented at the ninth International ALS Symposium on ALS/MND, Munich, 1998.
5. Ray Robinson, Iron Horse: Lou Gehrig in His Time (New York:W.W.Norton & Company, 1990).
6. Michael White and John Gribbin, Stephen Hawking:A Life in Science (London: Viking, 1992).
7. Dennis Kaye, Laugh, I Thought I'd Die (Toronto: Penguin Putnam, 1994).
8. Evelyn Bell, Cries of the Silent (Calgary:ALS Society of Alberta,1999),12.
9. Lisa Hobbs-Birnie, Uncommon Will:The Death and Life of Sue Rodriguez (Toronto: Macmillan Canada, 1994).
10. Jane Hawking, Music to Move the Stars (London: Pan/Macmillan, 1993).
11. Christiane Northrup,Women's Bodies,Women's Wisdom: Creating Physical and Emotional Health and Healing (New York:Bantam Books,1998),61.

第五章

1. Jill Graham et al.,"Stressful Life Experiences and Risk of Relapse of Breast Cancer: Observational Cohort Study," British Medical Journal 324 (15 June 2002).
2. D. E. Stewart et al.,"Attributions of Cause and Recurrence in Long-Term Breast Cancer Survivors," Psycho-Oncology (March – April 2001).
3. Sandra M.Levy and Beverly D.Wise,"Psychosocial Risk Factors and Disease Progression," in Cary L. Cooper, ed., Stress and Breast Cancer (New York:John Wiley & Sons, 1988), 77 – 96.
4. M.Wirsching,"Psychological Identification of Breast Cancer Patients Before Biopsy," Journal of Psychosomatic Research 26 (1982), cited in Cary L. Cooper, ed., Stress and Breast Cancer (New York:John Wiley & Sons,1993),13.
5. C. B. Bahnson,"Stress and Cancer:The State of the Art," Psychosomatics 22, no. 3 (March 1981), 213.
6. S. Greer and T. Morris,"Psychological Attributes of Women Who Develop Breast Cancer:A Controlled Study, Journal of Psychosomatic Research 19 (1975), 147 – 53.
7. C. L. Bacon et al. "A Psychosomatic Survey of Cancer of the Breast," Psychosomatic Medicine 14 (1952):453 – 60,paraphrased in Bahnson,"Stress and Cancer."
8. Sandra M. Levy, Behavior and Cancer (San Francisco: Jossey-Bass, 1985), 166.
9. Betty Ford, Betty:A Glad Awakening (New York: Doubleday,1987), 36.

第六章

1. Betty Krawczyk, Lock Me Up or Let Me Go (Vancouver: Raincoast, 2002).
2. Betty Shiver Krawczyk, Clayoquot:The Sound of My Heart (Victoria: Orca Book Publishers, 1996).

第七章

1. D. M.Kissen and H.G. Eysenck,"Personality in Male Lung Cancer Patients," Journal of Psychosomatic Research 6 (1962), 123.
2. T. Cox and C. MacKay,"Psychosocial Factors and Psychophysiological Mechanisms in the Aetiology and Development of Cancers," Social Science and Medicine 16 (1982), 385.
3. R. Grossarth-Maticek et al.,"Psychosocial Factors as Strong Predictors of Mortality from Cancer,Ischaemic Heart Disease and Stroke:The Yugoslav Prospective Study," Journal of Psychosomatic Research 29, no. 2 (1985), 167 – 76.
4. C. B. Pert et al., "Neuropeptides and Their Receptors:A Psychosomatic Network," The Journal of Immunology 135, no. 2 (August 1985).
5. Candace Pert, Molecules of Emotion:Why You Feel the Way You Feel (New York: Touchstone, 1999), 22 – 23.
6. E.R.De Kloet,"Corticosteroids,Stress,and Aging," Annals of New York Academy of Sciences, 663 (1992), 358.
7. Rajesh K. Naz, Prostate: Basic and Clinical Aspects (Boca Raton: CRC Press,1997), 75.
8. J. K.Kiecolt-Glaser and R.Glaser,"Psychoneuroimmunology and Immunotoxicology: Implications for Carcinogenesis," Psychosomatic Medicine 61 (1999), 271 – 72.
9. C.Tournier et al.,"Requirement of JNK for Stress-Induced Activation of the Cytochrome c-Mediated Death Pathway," Science 288 (5 May 2000), 870 – 74.
10. W.Jung and M.Irwin,"Reduction of Natural Killer Cytotoxic Activity in Major Depression: Interaction between Depression and Cigarette Smoking," Psychosomatic Medicine 61 (1999), 263 – 70.
11. H.Anisman et al.,"Neuroimmune Mechanisms in Health and Disease: 2. Disease," Canadian Medical Association Journal 155, no. 8 (15 October 1996).
12. Levy, Behavior and Cancer, 146 – 47.
13. C. Shively et al., "Behavior and Physiology of Social Stress and Depression in Female Cynomolgus Monkeys, Biological Psychiatry 41 (1997), 871 – 82.
14. M. D. Marcus et al.,"Psychological correlates of functional hypothalamic amenor.rhea," Fertility and Sterility 76, no. 2 (August 2001), 315.
15. J. C. Prior,"Ovulatory Disturbances:They Do Matter," Canadian Journal of Diagnosis,February 1997.
16. J. G. Goldberg, ed., Psychotherapeutic Treatment of Cancer Patients (New York:The Free Press, 1981), 46.
17. B.A.Stoll, ed., Prolonged Arrest of Cancer (Chichester: John Wiley & Sons, 1982), 1.
18. Levy, Behavior and Cancer, 146.
19. C. L. Cooper, ed., Stress and Breast Cancer (Chichester: John Wiley & Sons, 1988), 32.
20. Ibid.

21. Ibid., 31 – 32.
22. Ibid., 123.
23. J. G. Goldberg, ed., Psychotherapeutic Treatment of Cancer Patients, 45.
24. L.Elit,"Familial Ovarian Cancer," Canadian Family Physician 47 (April 2001).

第八章

1. G. L. Lu-Yao et al., "Effect of Age and Surgical Approach on Complications and Short-Term Mortality after Radical Prostatectomy—A Population-Based Study," Urology 54, no. 2 (August 1999), 301 – 7.
2. Study discussed in the periodical Cancer, 1997, cited in ibid.
3. C. J. Newschaffer et al.,"Causes of Death in Elderly Cancer Patients and in a Comparison Nonprostate Cancer Cohort," Journal of the National Cancer Institute 92, no.8 (19 April 2000), 613 – 22.
4. S. M. Levy, ed., Biological Mediators of Behavior and Disease: Neoplasia (New York: Elsevier Biomedical, 1981), 76.
5. Roger S. Kirby et al., Prostate Cancer (St. Louis: Mosby, 2001), 29.
6. Ibid., 87.
7. R. P. Greenberg and P. J. Dattore,"The Relationship between Dependency and the Development of Cancer," Psychosomatic Medicine 43, no. 1 (February 1981).
8. Andrew Kirtzman, Rudy Giuliani: Emperor of the City (New York: HarperPerennial, 2001).
9. Lance Armstrong, It's Not about the Bike: My Journey Back to Life (New York: Berkley Books, 2001).

第九章

1. Levy, Behavior and Cancer, 19.
2. W.Kneier and L.Temoshok,"Repressive Coping Reactions in Patients with Malignant Melanoma as Compared to Cardiovascular Patients," Journal of Psychosomatic Research 28, no. 2 (1984), 145 – 55.
3. L.Temoshok and B. Fox,"Coping Styles and Other Psychosocial Factors Related to Medical Status and to Prognosis in Patients with Cutaneous Malignant Melanoma," in B. Fox and B. Newberry, eds., Impact of Psychoendocrine Systems in Cancer and Immunity (New York: C. J. Hogrefe, 1984), 263.
4. Levy, Behavior and Cancer, 17.
5. G.A. Kune et al.,"Personality as a Risk Factor in Large Bowel Cancer: Data from the Melbourne Colorectal Cancer Study," Psychological Medicine 21 (1991): 29 – 41.
6. C. B.Thomas and R.L.Greenstreet,"Psychobiological Characteristics in Youth as Predictors of Five Disease States: Suicide, Mental Illness, Hypertension, Coronary Heart Disease and Tumor," Hopkins Medical Journal 132 (January 1973), 38.

第十章

1. Malcolm Champion et al., eds., Optimal Management of IBD: Role of the Primary Care Physician (Toronto:The Medicine Group, 2001).
2. G. Moser et al.,"Inflammatory Bowel Disease: Patients' Beliefs about the Etiology of Their Disease—A Controlled Study," Psychosomatic Medicine 55 (1993), 131, cited in R. Maunder,"Mediators of Stress Effects in Inflammatory Bowel Disease:Not the Usual Suspects," Journal of Psychosomatic Research 48 (2000), 569 – 77.
3. G. L. Engel, as paraphrased in G. F. Solomon et al.,"Immunity,Emotions,and Stress," Annals of Clinical Research 6 (1974), 313 – 22.
4. G. L.Engel,"Studies of Ulcerative Colitis III:The Nature of the Psychological Process," American Journal of Medicine 19 (1955),31,cited in A.Watkins,ed., Mind-Body Medicine:A Clinician's Guide to Psychoneuroimmunology (New York:Churchill Livingstone,1997),140.
5. D. A.Drossman,"Presidential Address:Gastrointestinal Illness and the Biopsychosocial Model," Psychosomatic Medicine 60 (1998): 258 – 67.
6. S. R.Targan,"Biology of Inflammation in Crohn's Disease:Mechanisms of Action of Anti-TNF-Alpha Therapy," Canadian Journal of Gastroenterology: Update on Liver and Inflammatory Bowel Disease, vol. 14, supplement C (September 2000).
7. H.Anisman et al.,"Neuroimmune Mechanisms in Health and Disease: 1: Health," Canadian Medical Association Journal 155, no. 7 (1 October 1996), 872.
8. S. Levenstein et al., "Stress and Exacerbation in Ulcerative Colitis:A Prospective Study of Patients Enrolled in Remission," American Journal of Gastroenterology 95, no. 5, 1213 – 20.
9. Noel Hershfield,"Hans Selye,Inflammatory Bowel Disease and the Placebo Response," Canadian Journal of Gastroenterology 11, no. 7 (October 1997): 623 – 24.

第十一章

1. Y. Ringel and D.A.Drossman,"Toward a Positive and Comprehensive Diagnosis of Irritable Bowel Syndrome," <Medscape/gastro/journal> 2, no. 6 (26 December 2000).
2. Drossman,"Presidential Address,"259.
3. Ibid.
4. E.A.Mayer and H.E.Raybould,"Role ofVisceral Afferent Mechanisms in Functional Bowel Disorders," Gastroenterology 99 (December 1990): 1688 – 1704.
5. Drossman,"Presidential Address,"263.
6. Lin Chang,"The Emotional Brain,in Diagnosis and Management of Irritable Bowel Syndrome," (Oakville: Pulsus Group, 2001), 2. Highlights from a symposium held during Canadian Digestive Diseases Week,Banff,Alberta,26 February 2001.
7. J. Lesserman et al.,"Sexual and Physical Abuse History in Gastroenterology Practice: How Types of Abuse Impact Health Status," Psychosomatic Medicine 58 (1996), 4 – 15.
8. Ibid.
9. M. D. Gershon, The Second Brain:The Scientific Basis of Gut Instinct (New York: HarperCollins, 1998), xiii.

10. Mayer and Raybould,"Role of Visceral Afferent Mechanisms in Functional Bowel Disorders."
11. Lin Chang,"The Emotional Brain ..."
12. Drossman,"Presidential Address," 262.
13. L.A. Bradley et al.,"The Relationship between Stress and Symptoms of Gastroesophageal Reflux:The Influence of Psychological Factors," American Journal of Gastroenterology 88, no.1 (January 1993), 11 – 18.
14. W.J. Dodds et al.,"Mechanisms of Gastroesophageal Reflux in Patients with Reflux Esophagitis," New England Journal of Medicine 307, no. 25 (16 December 1982), 1547 – 52.
15. D.A.Drossman et al.,"Effects of Coping on Health Outcome among Women with Gastrointestinal Disorders," Psychosomatic Medicine 62 (2000), 309 – 17.

第十二章

1. M. J. Meaney et al.,"Effect of Neonatal Handling on Age-Related Impairments Associated with the Hippocampus," Science 239 (12 February 1988), 766 – 68.
2. D.A. Snowdon et al., "Linguistic Ability in Early Life and the Neuropathology of Alzheimer's Disease and Cerebrovascular Disease: Findings from the Nun Study," Annals of the New York Academy of Sciences 903 (April 2000), 34 – 38.
3. Victoria Glendinning, Jonathan Swift:A Portrait (Toronto: Doubleday Canada, 1998).
4. David Shenk, The Forgetting:Alzheimer's:The Portrait of an Epidemic (New York: Doubleday, 2001).
5. D.A.Snowdon,"Aging and Alzheimer's Disease:Lessons from the Nun Study," Gerontologist 38, no. 1 (February 1998), 5 – 6.
6. V.A. Evseev et al.,"Dysregulation in Neuroimmunopathology and Perspectives of Immunotherapy," Bulletin of Experimental Biological Medicine 131, no. 4 (April 2001), 305 – 308.
7. M. F. Frecker et al.,"Immunological Associations in Familial and Non-familial Alzheimer's Patients and Their Families," Canadian Journal of Neurological Science 21, no. 2 (May 1994), 112 – 19.
8. M. Popovic et al.,"Importance of Immunological and Inflammatory Processes in the Pathogenesis and Therapy of Alzheimer's Disease," International Journal of Neuroscience 9, no. 3 – 4 (September 1995), 203 – 36.
9. F. Marx et al.,"Mechanisms of Immune Regulation in Alzheimer's Disease:A Viewpoint," Arch Immunol Ther Exp (Warsz) 47, no. 4 (1999), 204 – 209.
10. J. K. Kiecolt-Glaser et al.,"Emotions, Morbidity, and Mortality: New Perspectives from Psychoneuroimmunology," Annual Review of Psychology 53 (2002), 83 – 107.
11. Edmund Morris, Dutch: A Memoir of Ronald Reagan (New York: Modern Library, 1999).
12. Michael Korda, Another Life (New York:Random House,1999).

第十三章

1. C. E.G. Robinson,"Emotional Factors and Rheumatoid Arthritis," Canadian Medical Association Journal 77 (15 August 1957), 344 – 45.
2. B. R. Shochet et al.,"A Medical-Psychiatric Study of Patients with Rheumatoid Arthritis," Psychosomatics 10, no. 5 (September – October 1969), 274.
3. John Bowlby, Attachment, 2nd ed.(New York:Basic Books,1982),377.
4. R.Otto and I.R.Mackay,"Psycho-Social and Emotional Disturbance in Systemic Lupus Erythematosus," Medical Journal of Australia, (9 September 1967), 488 – 93.
5. John Bowlby, Loss (New York:Basic Books,1980),69.
6. Bowlby, Attachment, 68.
7. Michael Hagmann,"A New Way to Keep Immune Cells in Check," Science, 1945.
8. P.Marrack and J. W.Kappler,"How the Immune System Recognizes the Body," Scientific American,September 1993.
9. G. F.Solomon and R.H.Moos,"The Relationship of Personality to the Presence of Rheumatoid Factor in Asymptomatic Relatives of Patients with Rheumatoid Arthritis," Psychosomatic Medicine 27, no. 4 (1965), 350 – 60.
10. M.W. Stewart et al.,"Differential Relationships between Stress and Disease Activity for Immunologically Distinct Subgroups of People with Rheumatoid Arthritis," Journal of Abnormal Psychology 103, no. 2 (May 1994), 251 – 58.
11. D. J.Wallace,"The Role of Stress and Trauma in Rheumatoid Arthritis and Systemic Lupus Erythematosus," Seminars in Arthritis and Rheumatism 16, no. 3 (February 1987), 153 – 57.
12. S. L. Feigenbaum et al.,"Prognosis in Rheumatoid Arthritis:A Longitudinal Study of Newly Diagnosed Adult Patients," The American Journal of Medicine 66 (March 1979).
13. J. M. Hoffman et al.,"An Examination of Individual Differences in the Relationship between Interpersonal Stress and Disease Activity Among Women with Rheumatoid Arthritis," Arthritis Care Research 11, no. 4 (August 1998), 271 – 79.
14. J. M. Hoffman et al.,"Examination of Changes in Interpersonal Stress as a Factor in Disease Exacerbations among Women with Rheumatoid Arthritis," Annals of Behavioral Medicine 19, no. 3a (Summer 1997), 279 – 86.
15. L. R. Chapman, et al.,"Augmentation of the Inflammatory Reaction by Activity of the Central Nervous System," American Medical Association Archives of Neurology 1 (November 1959).
16. Hoffman,"Examination of Changes in Interpersonal Stress . .."

第十四章

1. Hofer,"Relationships as Regulators."
2. Buck,"Emotional Communication,Emotional Competence,and Physical Illness,"42.
3. Seeman and McEwen,"Impact of Social Environment Characteristics . .."
4. E.Pennisi,"Neuroimmunology:Tracing Molecules That Make the Brain-Body Connection," Science 275 (14 February 1997), 930 – 31.

5. G.Affleck et al.,"Mood States Associated with Transitory Changes in Asthma Symptoms and Peak Expiratory Flow," Psychosomatic Medicine 62, 62 – 68.
6. D.A.Mrazek,"Childhood Asthma:The Interplay of Psychiatric and Physiological Factors," Advances in Psychosomatic Medicine 14 (1985), 16 – 32.
7. Ibid., 21.
8. I. Florin et al.,"Emotional Expressiveness, Psychophysiological Reactivity and Mother-Child Interaction with Asthmatic Children," in Pennebaker and Treve, Emotional Expressiveness, Inhibition and Health, 188 – 89.
9. S. Minuchin et al, "A Conceptual Model of Psychosomatic Illness in Children, Family Organization and Family Therapy," Archives of General Psychiatry 32 (August 1975), 1031 – 38.
10. M.A. Price et al.,"The Role of Psychosocial Factors in the Development of Breast Carcinoma. Part II: Life Event Stressors, Social Support, Defense Style, and Emotional Control and Their Interactions," Cancer 91, no. 4 (15 February 2001), 686 – 97.
11. P.Reynolds and G.A.Kaplan,"Social Connections and Risk for Cancer:Prospective Evidence from the Alameda County Study," Behavioral Medicine, (Fall 1990), 101 – 10.
12. For a full discussion of differentiation, see Michael E. Kerr and Murray Bowen, Family Evaluation:An Approach Based on Bowen Theory (New York:W.W.Norton & Company, 1988), chapter 4, 89 – 111.
13. S. E.Locke,"Stress,Adaptation,and Immunity:Studies in Humans," General Hospital Psychiatry 4 (1982), 49 – 58.
14. J. K. Kiecolt-Glaser et al.,"Marital Quality, Marital Disruption, and Immune Function," Psychosomatic Medicine 49, no. 1 (January – February 1987).
15. Kerr and Bowen, Family Evaluation, 182.
16. Seeman and McEwen,"Impact of Social Environment Characteristics . ..,"459.

第十五章

1. L.Grassi and S. Molinari,"Early Family Attitudes and Neoplastic Disease,"Abstracts of the Fifth Symposium on Stress and Cancer, Kiev, 1984; cited in H. J. Baltrusch and M.E.Waltz,"Early Family Attitudes and the Stress Process—A Life-Span and Personological Model of Host-Tumor Relationships: Biopsychosocial Research on Cancer and Stress in Central Europe," in Stacey B. Day, ed., Cancer, Stress and Death (New York: Plenum Medical Book Company, 1986), 275.
2. Ibid., 277.
3. L. G. Russek et al.,"Perceptions of Parental Caring Predict Health Status in Midlife: A 35-Year Follow-up of the Harvard Mastery Stress Study," Psychosomatic Medicine 59 (1997), 144 – 49.
4. M.A.Hofer,"On the Nature and Consequences of Early Loss," Psychosomatic Medicine 58 (1996), 570 – 80.
5. "Kisses and Chemistry Linked in Rats," The Globe and Mail (Toronto) 17 September 1997.
6. Hofer,"On the Nature and Consequences of Early Loss."
7. S. Levine and H.Ursin,"What is Stress?"in S. Levine and H.Ursin,eds., Psychobiology of Stress,(New York:Academic Press,1972),17.

8. Allan Schore, Affect Regulation and the Origin of the Self:The Neurobiology of Emotional Development (Mahwah: Lawrence Erlbaum Associates, 1994), 378.

第十六章

1. M.Marmot and E.Brunner,"Epidemiological Applications of Long-Term Stress in Daily Life,"in T.Theorell,ed., Everyday Biological Stress Mechanisms, vol. 22 (Basel: Karger, 2001), 89 – 90.
2. C. Caldji et al.,"Maternal Care During Infancy Regulates the Development of Neural Systems Mediating the Expression of Fearfulness in the Rat," Neurobiology 95, no. 9 (28 April 1998), 5335 – 40.
3. C. Caldji et al.,"Variations in Maternal Care in Infancy Regulate the Development of Stress Reactivity," Biological Psychiatry 48, no. 12, 1164 – 74.
4. L. Miller et al.,"Intergenerational Transmission of Parental Bonding among Women," Journal of the American Academy of Child and Adolescent Psychiatry 36 (1997), 1134 – 39.
5. R.Yehuda et al.,"Cortisol Levels in Adult Offspring of Holocaust Survivors: Relation to PTSD Symptom Severity in the Parent and Child," Psychoneuroendocrinology 27, no. 1 – 2 (2001), 171 – 80.
6. D. J. Siegel, The Developing Mind:Toward a Neurobiology of Interpersonal Experience (New York: The Guilford Press, 1999), 73.
7. Selye, The Stress of Life, 81.
8. Kerr and Bowen, Family Evaluation, 259.
9. Caldji,"Variations In Maternal Care in Infancy . .."
10. M.Kerr,"Cancer and the Family Emotional System,"in J. G. Goldberg,ed., Psychotherapeutic Treatment of Cancer Patients (New York:The Free Press,1981),297.
11. Selye, The Stress of Life, 391.
12. D. Raphael, Social Justice Is Good for Our Hearts:Why Societal Factors—Not Lifestyles—Are Major Causes of Heart Disease in Canada and Elsewhere (Toronto: CSJ Foundation for Research and Education, 2002), xi; report available at http://www.socialjustice.org.

第十七章

1. B. H.Lipton,"Nature,Nurture and Human Development," Journal of Prenatal and Perinatal Psychology and Health 16, no. 2 (2001), 167 – 80.

第十八章

1. Kerr and Bowen, Family Evaluation, 279.
2. Mogens R.Jensen,"Psychobiological Factors Predicting the Course of Breast Cancer," Journal of Personality 55, no. 2 (June 1987), 337.

3. Levy, Behavior and Cancer, 165.
4. S.Warren et al.,"Emotional Stress and the Development of Multiple Sclerosis: Case-Control Evidence of a Relationship," Journal of Chronic Disease 35 (1982), 821－31.
5. Ford, A Glad Awakening.
6. Candace B. Pert, Molecules of Emotion, 193.

第十九章

1. A. J. Bdurtha et al.,"A Clinical, Histologic, and Immunologic Study of a Case of Metastatic Malignant Melanoma Undergoing Spontaneous Remission," Cancer 37 (1976), 735－42.
2. Rogentine et al., cited in B. Fox and B. Newberry, eds., Impact of Psychoendocrine Systems in Cancer and Immunity (New York:C. J. Hogrefe, 1984),259.
3. Ibid., 267.
4. F. I. Fawzy et al.,"Malignant Melanoma: Effects of an Early Structured Psychiatric Intervention,Coping,and Affective State on Recurrence and Survival 6 Years Later," Archives of General Psychiatry 50 (1993), 681－89; cited in Michael Lerner, Choices in Healing (Cambridge, Mass.:The MIT Press, 1994), 159.
5. F. I. Fawzy et al.,"A Structured Psychiatric Intervention for Cancer Patients: Changes over Time in Immunologic Measures," Archives of General Psychiatry 47 (1990), 729－35.
6. Oliver Sacks, The Man Who Mistook His Wife for a Hat and Other Clinical Tales (New York: HarperPerennial, 1990).
7. A. F.Siegman et al.,"Antagonistic Behavior, Dominance, Hostility, and Coronary Heart Disease," Psychosomatic Medicine 62 (2000), 248－57.
8. L. R. Ormont,"Aggression and Cancer in Group Treatment" in Jane G. Goldberg, ed., The Psychotherapy of Cancer Patients (New York:The Free Press,1981),226.
9. V. J. Felitti et al.,"Relationship of Childhood Abuse and Household Dysfunction to Many of the Leading Causes of Death in Adults:The Adverse Childhood Experiences (ACE) Study," American Journal of Preventative Medicine 14, no. 4 (1998), 245－58.

當身體說不的時候

過度壓抑情緒、長期承受壓力，身體會代替你反抗

When the Body Says No

Understanding the Stress-Disease Connection

作者　嘉柏．麥特（Gabor Maté）
譯者　李佳緣、林怡婷
責任編輯　汪若蘭
行銷企畫　高芸珮
封面設計　陳文德
版面構成　賴姵伶
發行人　王榮文
出版發行　遠流出版事業股份有限公司
地址　臺北市南昌路 2 段 81 號 6 樓
客服電話　02-2392-6899
傳真　02-2392-6658
郵撥　0189456-1
著作權顧問　蕭雄淋律師
2019 年 11 月 1 日　初版一刷
定價　新台幣 399 元

ISBN　978-957-32-8662-2
遠流博識網 http://www.ylib.com　E-mail: ylib@ylib.com
（如有缺頁或破損，請寄回更換）

國家圖書館出版品預行編目 (CIP) 資料

當身體說不的時候：過度壓抑情緒、長期承受壓力，身體會代替你反抗 / 嘉柏．麥特 (Gabor Maté) 著；李佳緣，林怡婷譯．-- 初版．-- 臺北市：遠流，2019.11
面；　公分
譯自：When the body says no : exploring the stress-disease connection
ISBN 978-957-32-8662-2(平裝)
1. 心身醫學 2. 壓力 3. 神經內分泌學 4. 通俗作品
415.9511　　108016496